脊柱外科
临床麻醉要点

Clinical anesthesia essentials in spine surgery

主审 ◎ 王月兰　徐艳冰

主编 ◎ 李　旺　艾戈弋

中国出版集团有限公司

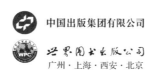

世界图书出版公司

广州·上海·西安·北京

图书在版编目（CIP）数据

脊柱外科临床麻醉要点 / 李旺，艾戈弋主编 . —广
州：世界图书出版广东有限公司，2024.6
ISBN 978-7-5232-0466-5

Ⅰ . ①脊… Ⅱ . ①李… ②艾… Ⅲ . ①脊柱
病—外科学—麻醉学 Ⅳ . ①R681.505

中国国家版本馆CIP数据核字（2024）第099798号

书　　名	脊柱外科临床麻醉要点
	JIZHU WAIKE LINCHUANG MAZUI YAODIAN
主　　编	李　旺　艾戈弋
责任编辑	刘　旭
责任技编	刘上锦
装帧设计	书窗设计
出版发行	世界图书出版有限公司　世界图书出版广东有限公司
地　　址	广州市海珠区新港西路大江冲25号
邮　　编	510300
电　　话	（020）84460408
网　　址	http://www.gdst.com.cn/
邮　　箱	wpc_gdst@163.com
经　　销	新华书店
印　　刷	广州市迪桦彩印有限公司
开　　本	787 mm×1 092 mm　1/16
印　　张	13
字　　数	211千字
版　　次	2024年6月第1版　　2024年6月第1次印刷
国际书号	ISBN 978-7-5232-0466-5
定　　价	88.00元

编 写 人 员

主　　审　王月兰（山东省立医院）　徐艳冰（山东省立医院）

主　　编　李　旺（山东省立医院）　艾戈弋（山东省立医院）

副 主 编　王　岩（山东省立医院）　张　雯（山东省立医院）

　　　　　王国栋（山东省立医院）　王洪乾（山东省立医院）

编　　委　靳雪冬（山东省立医院）　杨　茹（济南市槐荫区人民医院）

　　　　　王　旭（山东省立医院）　曹　欣（济南市第七人民医院）

　　　　　孟文君（山东省立医院）　陈敏娟（浙江省台州医院）

　　　　　王公明（山东省立医院）　侯园园（济南市第三人民医院）

　　　　　董伟平（山东省立医院）　孙国庆（山东省立医院）

　　　　　宫本航（山东省立医院）　李　伟（山东省立医院）

　　　　　张元贵（山东省立医院）　张　祎（山东省立医院）

　　　　　李天友（山东省立医院）　谷长平（山东省立医院）

　　　　　张广芬（山东省立医院）　张丞贵（山东省立医院）

参 编 人 员　夏　斌　卢　毅　孙　伟　王　瑜　张　杰　刘　毅

　　　　　刘　蓓　孙　越　李　卉　李　慧　乔　梁　张显政

　　　　　赵　旭　王　亮　马　琛　万兴旺　李晓峰　孔如意

　　　　　杨　帆　李亚萍　李　龙

主 编 秘 书　马嘉慧（山东省立医院）

顾问委员会　张孟元　李世忠　何锡强　张红斌

Preface 前　言

近年来，伴随着新材料的发明和新技术的应用，脊柱外科领域取得了长足的进步，手术的复杂程度和难度都日渐增加，给做好脊柱外科临床麻醉管理带来了新的挑战。十余年前，开始从事脊柱外科临床麻醉之时，我们也曾困惑彷徨，深感无助，翻阅了大量资料，才慢慢入门。如何对合并多种内科疾病的脊柱外科患者进行术前评估，如何给困难气道患者进行清醒插管，如何管理好需要进行电生理监测的患者，如何完成术中唤醒实验，如何处理脊柱外科麻醉术后苏醒困难，甚至如何处理术后硬膜外血肿，都曾是摆在我们面前的难题。从那时起，我们就立志要编撰一部与脊柱外科临床麻醉管理相关的书籍，希望能够与同道们分享我们在脊柱外科临床麻醉管理方面总结的经验以及曾经遇到的问题与得到的教训。

加速康复外科（ERAS）理念是一种基于多学科循证医学证据的围手术期管理策略，在过去20年中，加速康复外科理念取得了长足的发展与进步，旨在通过一系列优化措施减少患者手术应激反应从而加速患者康复及提高患者手术主观舒适度，目前已广泛应用到各外科领域的围手术期管理中。

将加速康复外科理念应用于脊柱外科麻醉管理中，能够为患者创造更安全的手术环境、更低的并发症、更少的疼痛和伤害性刺激、更好的预后，以及更低的医疗费用。

本书分为术前、术中、术后、特殊脊柱外科手术及术后并发症4个部分，共25章。本书的前三部分按照术前、术中、术后的顺序详述了脊柱外科手术的一般管理流程和常见问题的解决方案。第四部分针对特殊脊柱外科手术的类型进行了描述，只有当麻醉医师真正理解了外科手术方案的细微差别，才能制定出更好的个体化麻醉方案，这对接受脊柱手术的患者尤为重要。术后并发症内容也在第四部分中一并陈述，更好地认识手术并发症，才能预防其发生，并能在真正遇到问题的时候不会彷徨和无助而能够更好地处理和解决。

本书语言言简意赅，通俗易懂。在编写过程中，我们详细列出了脊柱外科临床麻醉管理中可能遇到的常见问题，给出了相应的解决方案，并参考了大量的专家共识、指南以及外文文献，尤其是近五年的资料，力求做到内容新颖，紧跟时代步伐。

　　该书的参编人员都是国内工作在临床一线的麻醉医师，既有年过花甲的资深专家，也有朝气蓬勃的年轻学者。本书在全体作者的共同努力下完成。在成书过程中，编者们秉持着庖丁解牛般的专业素养，结合妙手回春般的临床技能，对脊柱外科麻醉管理的相关内容进行了细致、科学阐述，使得该书兼具科学性与实践性；在成书过程中，大家更是踔厉奋发，笃行不怠，在规定的时间内，经过编写、他审互审、主编修订和主审审阅等多轮审核修订最终完成，与此同时也要衷心感谢世界图书出版广东有限公司对本书出版和发行的大力支持，最终，我们欣喜于该书的顺利出版。

　　麻醉学科的发展依然任重而道远，同仁们当坚定使麻醉事业蓬勃发展之决心。在此，我们谨向各位同仁表示诚挚的敬意和谢忱。本书适用于麻醉医生、脊柱外科医生、脊柱外科术中神经电生理监测医生、医学生以及众多医学爱好者等。尽管本书是博采众长合力笔耕的成果，但对有些问题的阐释恐还有不当之处，恳切希望各位读者及同道给予批评斧正。

李　旺　艾戈弋

2024年1月

Contents 目 录

第四部分　特殊脊柱外科手术及术后并发症

第一部分　术前

第 1 章　术前准备与优化

一、术前宣教

入院宣教是脊柱外科手术的重要组成部分，针对不同病人，采用卡片、多媒体、展板等形式重点介绍麻醉、手术、术后处理等围手术期诊疗过程，缓解其焦虑、恐惧及紧张情绪，使病人知晓自己在此计划中所发挥的重要作用，获得病人及其家属的理解、配合，包括术后早期进食、早期下床活动等。

二、术前戒烟、戒酒

吸烟与术后并发症发生率和病死率的增加具有相关性，可致组织氧合降低，伤口感染、肺部并发症增加及血栓栓塞等。一项Meta分析发现，戒烟至少2周方可减少术后并发症的发生。戒酒可缩短住院时间，降低并发症发生率和病死率，改善预后。戒酒时间长短对器官功能的影响不同，戒酒2周即可明显改善血小板功能，缩短出血时间，一般推荐术前戒酒4周。

三、营养管理

脊柱外科疾病患者常因为饮食结构单一而导致营养不佳，术前营养不良的发生率为20%~40%，围手术期营养不良与术后切口感染、压疮等并发症的发生密切相关。此外，脊柱外科疾病患者术前营养状态良好，但术后低蛋白血症的发生不在少数，这可能是患者术后的高分解代谢导致。因此，对于术前营养状态良好的患者，仍有必要进行合理的营养优化提供足够的营养以代偿术后的分解代谢。鼓励摄入富含优质蛋白来源的食物，如鸡蛋、鱼和乳制品，若患者无法通过日常饮食满足蛋白质需求量，则可通过添加乳清蛋白达到目标需求量。传统建议的蛋白质摄入量为 0.89 g/(kg·d)。然而越来越多的研究表明，可能需要更多的蛋白质摄入量来维持身体功能。因此，建议脊柱外科疾病患者的蛋白质摄入量至少保持为 1.0~1.2 g/(kg·d)。对于合并慢性疾病如合并衰弱的高龄患者，长期慢性病可能增加能量消耗，建议蛋白质摄入量为 1.2~1.5 g/(kg·d)。对于术前存在严重营养不良的患者，可将蛋白质摄入量上调至 2.0 g/(kg·d)。对于术前存在电解质紊乱的患者，应进行针对性纠正，同时注意监测患者围手术期生化情况。

四、心理管理

脊柱患者术前普遍因疼痛、活动能力受限或存在形体障碍，可能存在抑郁、孤独等心理问题，术前应对患者及家属心理健康和焦虑状况进行评估，并进行针对性干预（如认知行为疗法），有利于提高患者信心，减轻患者压力，从而改善临床结局。心理疏导干预也非常重要，具体措施包括：①向患者宣教手术方案及手术的必要性，同时介绍主治医师的经验与技术、相关成功案例，鼓励患者多与其他病友进行沟通，增强其战胜疾病的信心；②根据患者的偏好制定个体化心理调节方式，如听音乐、倾诉、阅读等。

五、呼吸功能训练

术前进行呼吸功能训练以改善患者肺功能，可以显著降低术后肺部并发症的发生率，内容包括缩唇呼吸、膈肌呼吸、吹气球、有效咳嗽训练等，每组动作20 min，每日3次。

六、术前指导

指导患者术前学会疼痛自评、翻身活动、正确下地步骤、四肢康复锻炼方法等。教会家属拍背辅助排痰方法，使患者及家属积极协助诊疗过程。

七、术前卧床

部分存在脊柱失稳的患者，为避免脊柱稳定性破坏所致脊柱畸形、脊髓神经功能损伤，向其强调术前卧床的重要性。

八、手术区域皮肤准备

术前完善手术区域皮肤准备，可以显著降低手术部位感染（surgical site infection，SSI）的发生率，手术部位感染，尤其是深部组织感染，是脊柱外科手术的严重并发症之一，同时也是导致手术失败及术后脊柱内植物翻修的重要原因之一。皮肤准备内容涵盖：①住院后每日用肥皂水或沐浴液洗净手术部位皮肤。②预防皮肤破损，禁止抓破皮肤，如已存在皮肤破损应每日用碘伏反复消毒，待皮损痊愈后再行手术。③皮肤病治疗：有手、足、股癣者应请皮肤科治疗后无渗液再考虑手术。银屑病患者应按皮肤科方案治疗，皮疹消退并无发红、破损、渗出时再考虑手术。

九、超前镇痛

脊柱术后，患者常经历中重度疼痛，延长患者下地时间，妨碍患者术后康复，增加住院时间，影响患者术后生活质量。超前镇痛可在手术开始前通过某种手段干扰外周和中枢敏感化，从而预防疼痛扩大、减轻术中及术后疼痛刺激。此外，超前镇痛可减少或消除人体中枢系统对产生疼痛的记忆，减轻手术创伤刺激后的应激和炎性反应，缓解术后疼痛程度，从而加速脊柱患者术后功能康复时间，并预防术后慢性疼痛的产生以及减少阿片类药物的应用，提高患者术后生活质量。常用非甾体抗炎药（NSAIDs，如对乙酰氨基酚、布洛芬）用于超前镇痛。此外，γ-氨基丁酸受体激动剂如普瑞巴林、加巴喷丁可通过减少钙通道内流，从而减少五羟色胺、P物质等神经递质释放阻断炎症介质级联放大效应，降低外周痛觉敏感度。部分长期慢性疼痛的高龄患者可合并抑郁、焦虑等情况，针对此类患者，可在进行疼痛程度评价的同时结合焦虑及抑郁量表进行评价，对于存在焦虑、抑郁情况的患者可给予心理疏导，不应持续增加镇痛药物剂量。

拓展阅读

[1] 中华医学会外科学分会，中华医学会麻醉学分会.加速康复外科中国专家共识及路径管理指南[J].中国实用外科杂志，2018，38（1）：1-20.

[2] Bullock WM，Kumar AH，Manning E，et al. Perioperative analgesia in spine surgery：a review of current data supporting future direction[J]. Orthop Clin North Am. 2023，54(4)：495-506.

[3] Banks MD，Graves N，Bauer JD，et al. The costs arising from pressure ulcers attributable to malnutrition[J]. Clin Nutr，2010，29(2)：180-186.

[4] Xu B，Xu WX，Lao YJ，et al. Multimodal nutritional management in primary lumbar spine surgery：a randomized controlled trial[J]. Spine，2019，44(14)：967-974.

[5] Cusack B，Buggy DJ. Anaesthesia，analgesia，and the surgical stress response[J]. BJA Educ，2020，20(9)：321-328.

[6] 北京医学会骨科分会老年学组，中华医学会麻醉学分会老年人麻醉学组. 高龄患者脊柱融合术加速康复外科临床实践专家共识[J]. 中华医学杂志，2023，103(27)：2082-2094.

[7] Jung KH，Kim SM，Choi MG，et al. Preoperative smoking cessation can reduce postoperative complications in gastric cancer surgery[J].Gastric Cancer，2015，18(4)：683-690.

[8] 国家卫生健康委加速康复外科专家委员会骨科专家组，中国研究型医院学会骨科加速康复专业委员会，中国康复技术转化及促进会骨科加速康复专业委员会. 骨科择期手术加速康复预防手术部位感染专家共识[J]. 中华骨与关节外科杂志，2022，15(10)：746-753.

[9] 中国康复医学会脊柱脊髓专业委员会感染学组，中国医师协会骨科医师分会脊柱感染学组. 脊柱结核手术加速康复外科实施流程专家共识[J]. 中华骨与关节外科杂志，2023，16(1)：1-16.

[10] Jutte P，Lazzeri E，Sconfienza LM，et al. Diagnostic flowcharts in osteomyelitis，spondylodiscitis and prosthetic joint infection[J].Q J Nucl Med Mol Imaging，2014，58（ 1)：2-19.

[11] Zhou J，Wang R，Huo X，et al. Incidence of Surgical Site Infection After Spine Surgery：A Systematic Review and Meta-analysis[J]. Spine，2020，45(3)：208-216.

第2章　术前评估

一、气道评估

接受脊柱手术的患者有合并困难气道可能，可以通过病史和体格检查进行气道评估（表2-1，表2-2，图2-1）。

术前访视患者，了解患者的一般情况、现病史及既往史，有助于困难气道的识别。面罩通气困难和插管困难与患者的下述特征有关：年龄（>55岁）、BMI>26 kg/m^2、牙齿异常、睡眠呼吸暂停综合征和打鼾病史，某些先天或后天的疾病，例如强直性脊柱炎、类风湿性关节炎、会厌炎、肢端肥大症、病态肥胖、声门下狭窄、甲状腺或扁桃体肿大、纵隔肿物、咽喉部肿瘤、咽部手术史、放疗史、烧伤等。

表2-1　术前气道评估体格检查内容

体格检查内容	提示困难气道的表现
上门齿的长度	较长
自然状态下，闭口时上下切牙的关系	上切牙在下切牙之前
下颌前伸时上下切牙的关系	不能使下切牙伸至上切牙之前
张口度	少于3 cm
改良的马氏分级	>2级
上颚的形状	高拱形或者非常窄
下颌空间顺应性	僵硬，弹性小或有肿物占位
甲颌距离	小于3横指
颈长	短
颈围	粗
头颈活动度	下颌不能接触胸壁或者不能颈伸

表 2-2　改良的 Mallampati 气道分级

分级	可以看到的咽喉构造
Ⅰ	软腭、咽腭弓、悬雍垂
Ⅱ	软腭、咽腭弓、部分悬雍垂
Ⅲ	软腭、悬雍垂根部
Ⅳ	只能看到硬腭
结果解读	改良马氏评分（Modified Mallampati Score）用于预测气管插管的难易度。Ⅰ、Ⅱ级提示插管无困难，Ⅲ、Ⅳ级则可能造成插管困难，同时也易导致睡眠缺氧。

改良 Mallampati 气道分级操作方法：要求病人端坐，头位于正中，口尽量张大，让舌尽量外伸，不要求发音，观察咽部结构，重复两次观察以避免假阳性或假阴性。

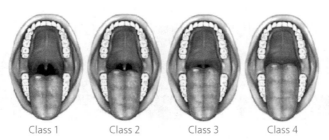

Class 1　　Class 2　　Class 3　　Class 4

图 2-1　改良 Mallampati 气道分级咽喉构造示意图

二、呼吸系统术前评估

（一）呼吸系统并存疾病术前控制总体目标

控制原发疾病、排除和预防肺部感染及实现有效血气交换，保障重要器官功能。具体判定原则：体温正常，无急性上呼吸道感染症状，无或偶有咳嗽，无痰或少量白色黏液痰，动脉血气分析在吸空气状态下氧分压（PaO_2）≥70 mmHg、二氧化碳分压（PCO_2）<50 mmHg、氧饱和度（SPO_2）>90%。

（二）通过以下方法综合预测患者术后肺部并发症风险

详见表 2-3。

表2-3　患者术后肺部并发症预测指标

指标	低风险	高风险	极高风险或者手术禁忌
双肺功能			
气促（0~4级）	0~1级	2~3级	3~4级
目前吸烟	0	++	++
排痰量（0~4级）	0~1级	1~2级	3~4级
肺活量测定			
FEV_1	>2.0 L	0.8~2.0 L	<0.8 L
FVC	>3L，>50%预计值	1.5~3 L，小于50%预计值	<1.5 L，<30%预计值
FEV_1/FVC	>70%	50%~70%	<50%
支气管舒张剂效果	>15%	1%~15%	未改善
负荷试验			
亚极量实验			
爬楼梯	>3层	1~3层	≤1层
运动血氧监测	—	—	运动中下降>4%
极量实验			
运动氧耗	>20 mL/(min·kg)	11~19 mL/(min·kg)	<10 mL/(min·kg)
VO_2max	>75%预计值	—	<60%预计值
气体交换			
静息 PaO_2(mmHg)	60~80	45~60	<45
静息 $PaCO_2$(mmHg)	<45	45~50	>50
静息 DLCO	>50%预期值	30%~50%预期值	小于30%预期值

注：FEV_1 为第一秒用力呼气容积；FVC 为用力肺活量；FEV_1/FVC 为一秒率；VO_2 max 为最大摄氧量；PaO_2 为动脉血氧分压；$PaCO_2$ 为动脉血二氧化碳分压；DLCO 为肺一氧化碳弥散量

（三）术前呼吸系统用药方案调整

1. 吸入性β受体激动剂及抗胆碱类药物

在慢性阻塞性肺病及哮喘患者中，使用β受体激动剂（沙丁胺醇、沙美特罗、福莫特罗）和抗胆碱能药（异托溴铵，噻托溴铵）可降低术后肺部并发症的发生概率，建议长期使用该类药物的患者围术期继续使用。

2. 茶碱

超剂量的茶碱可能会导致严重的心律失常和神经毒性，并且茶碱的代谢受围术期使用的多种药物影响，建议术前停用茶碱。

3. 糖皮质激素类

如果糖皮质激素是维持最佳肺功能所必须的，建议围术期继续使用糖皮质激素。

4. 白三烯抑制剂

白三烯抑制剂（扎鲁司特、孟鲁司特）长期使用可用于哮喘症状的控制。建议手术当天早上给予白三烯抑制剂，术后耐受口服时恢复药物使用（白三烯抑制剂仅有口服药物，无静脉替代药物）。

三、循环系统术前评估

麻醉医生术前需要对合并心脏病患者接受非心脏手术进行详细的麻醉风险评估，明确手术时机是否合适，明确术中及术后可能发生的心血管事件并做好应对措施。

（一）术前心功能分级

见表2-4。

表2-4　NYHA临床心功能分级

分级	临床表现
Ⅰ级	体力活动不受限，日常活动不引起过度的乏力、呼吸困难或心悸
Ⅱ级	体力活动轻度受限。休息时无症状，日常活动即可引起乏力、心悸、呼吸困难或心绞痛
Ⅲ级	体力活动明显受限，休息时无症状，轻于日常的活动即可引起上述症状
Ⅳ级	不能从事任何体力活动，休息时亦有充血性心衰或心绞痛症状，任何体力活动后加重

（二）高血压患者术前控制血压标准

未经治疗的高血压容易发生心肌缺血、心律失常、心衰等，均需治疗并暂缓手术。血压标准应以术前病房测量的标准血压和手术室第1次测量血压的平均值作为基础血压，从而确定术前的血压控制目标，条件允许时进一步完善高血压靶器官损害筛查。轻中度高血压（<180/110 mmHg）可以进行手术，重度高血压（≥180/110 mmHg）应延迟择期手术，争取时间控制血压。如需要接受急诊手术，则血压高低不应成为立即麻醉手术的障碍。

（三）冠心病患者介入治疗后接受择期手术时机

对于经皮冠状动脉介入治疗（percutaneous coronary intervention，PCI），术后超过12个月的患者，围手术期血栓栓塞风险为低危，可以择期手术。PCI术后12个月以内的患者要根据多种因素决定择期手术时间，单纯冠状动脉普通球囊扩张后至少2周再行择期手术，植入金属裸支架（BMS）后至少1个月再行择期手术，植入药物洗脱支架（DES）后至少3个月再行择期手术，对于新一代的药物洗脱支架，可以根据情况适当缩短时间，植入生物可吸收支架（BVS）后至少12个月再行择期手术。药物涂层球囊术后至少1个月再行择期手术。此类患者建议术前于心内科会诊，指导术前抗血小板方案调整，评估支架内血栓形成风险。

（四）冠状动脉旁路移植术

由于对停用抗血小板治疗后桥血管栓塞的担忧，建议接受冠状动脉旁路移植术患者1年以后再接受择期脊柱手术。

（五）非心脏外科手术围手术期心血管用药调整方案

详见表2-5。

表2-5 非心脏外科手术围手术期心血管药物使用推荐意见

推荐意见
术前长期接受β受体阻滞剂、ACEI/ARB/ARNI、他汀类药物、CCB或利尿剂治疗的患者，建议围手术期继续服用
不推荐NCS患者在术前未经过获益—风险评估即常规使用β受体阻滞剂
既往诊断冠心病、有心肌缺血证据或RCRI≥3的患者，如尚未使用β受体阻滞剂，可考虑在术前开始使用
如计划在术前开始使用β受体阻滞剂、ACEI/ARB/ARNI及他汀类药物，用药时间应足够长，以评估用药安全性和耐受性，理想状况下在手术前1周以上开始使用

续表

推荐意见
围手术期β受体阻滞剂、ACEI/ARB/ARNI及他汀类药物不应未经滴定而从大剂量开始使用，也不应在手术当天开始
ACEI/ARB/ARNI及利尿剂应在择期NCS手术前24 h停止使用，以降低发生低血压的风险
围手术期应避免使用α_2受体阻滞剂，以降低低血压的发生风险

注：NCS为非心脏外科手术，ACEI为血管紧张素转换酶抑制剂，ARB为血管紧张素Ⅱ受体拮抗剂，ARNI为血管紧张素受体脑啡肽酶抑制剂，CCB为钙通道阻滞剂，RCRI为改良心脏风险评估指数

四、神经系统术前评估

围术期脑卒中以缺血性脑卒中最常见，是由血管病变导致的中枢神经系统急性损伤，进而引起局部或全脑功能障碍。缺血性脑卒中是影响围术期发病率和病死率的重要因素。脑卒中可损害大脑灌注的自动调节机制。

（一）合并缺血性脑血管疾病患者的术前优化治疗

1. 高血压治疗

高血压是脑卒中和短暂性脑缺血发作最重要的危险因素。对于合并高血压的缺血性脑卒中和短暂性脑缺血发作患者，建议行抗高血压治疗。降压时需考虑高龄、基础血压、平时用药情况和患者可耐受性，一般目标应达到≤140/90 mmHg（1 mmHg=0.133 kPa），理想应达到≤130/80 mmHg。

2. 血糖控制

缺血性脑卒中患者中60%~70%合并糖代谢异常或糖尿病。建议治疗目标为控制糖化血红蛋白（HbA1c）<7%；对于病程短、预期寿命长且无明显心血管疾病的患者，在避免低血糖或其他不良反应的情况下，可以将HbA1c控制在6.0%~6.5%。

3. 脂代谢异常治疗

脂代谢异常是脑卒中的独立风险因素。建议脂代谢异常患者术前维持血脂LDL-C控制在<2.5 mmol/L（100 mg/dL），以LDL-C<1.8 mmol/L（70 mg/dL）最佳。如果脑卒中患者既往长期服用他汀类药物，术前应继续服用。

（二）卒中患者手术时机的选择

建议择期手术推迟至3个月以后更安全。若手术无法推迟，则至少在缺血性脑卒中（TIA）事件1个月后进行。若为急诊手术，围术期管理的重点在于维持脑部氧供需平衡，应将围术期血压维持在基线水平至基线水平120%以内，建议在连续动脉压监测下实施目标导向液体管理联合预防性缩血管药物，以确保脑血流灌注。如果条件具备时建议监测麻醉镇静深度和无创脑氧饱和度，实施个体化脑功能保护策略。

五、内分泌系统术前评估

（一）术前血糖控制目标

1. 筛查空腹或随机血糖。糖尿病患者检测空腹和餐后2 h血糖。

2. 糖化血红蛋白（HbA1c）反映采血前三个月的平均血糖水平，可用于评价长期血糖控制效果，预测围术期高血糖的风险。

3. 糖化血红蛋白HbA1c≤7%或随机血糖<11.1 mmol/L，可行择期手术。

4. 糖化血红蛋白HbA1c≥8.5%的非急诊手术由外科、内分泌科、麻醉科等多学科会诊评估，基于患者总体生理情况和手术紧急程度，个体化决定是否推迟手术。

5. 糖化血红蛋白HbA1c≥9%或随机血糖≥250 mg/dL（13.8 mmol/L）时建议推迟择期手术。

6. 糖尿病高血糖急性并发症——酮症酸中毒和高渗性高血糖状态，是可能危及生命的急性并发症。出现酮症酸中毒和高渗性高血糖状态时，非急诊手术应该推迟，优先积极治疗酮症酸中毒和渗性高血糖状态。急诊手术如果病情允许，尽量在血pH和渗透压恢复正常后手术；如病情危重需立即手术，应在手术同时积极纠正代谢紊乱，并向患者家属充分告知风险。

7. 行中高危手术的糖尿病患者，术前应全面了解其糖尿病分型、目前的治疗方案、血糖控制的平均水平和波动范围、低血糖发作情况。评估有无糖尿病并发症如冠心病、脑血管病变、糖尿病肾病等，推荐术前检查心电图和肾功能。并发冠心病的患者，由于糖尿病周围神经病变往往缺乏典型的心绞痛症状，应引起警惕。

（二）术前用药调整方案

对围术期高血糖患者进行分层管理以设定不同血糖控制目标，围术期血糖管理尽量避免低血糖、血糖大幅度波动，和高血糖及其带来的感染风险。建议糖尿病患者尽可能选择早晨手术以减少禁食期间对血糖控制的影响。

（三）低血糖的危害

围术期低血糖事件是一种严重的并发症，是围术期死亡的危险因素之一，其危害超过高血糖，应当尽量避免出现血糖≤70 mg/dL（3.9 mmol/L）。一般情况下，血糖≤50 mg/dL（2.8 mmol/L）即可出现认知功能障碍，进行性低血糖可导致脑损伤、癫痫发作和昏迷，严重低血糖≤40 mg/dL（2.2 mmol/L）即使时间很短也可能诱发心律失常或其他心脏事件，长时间的严重低血糖甚至可造成脑死亡。长期未得到有效控制的糖尿病患者可能在正常血糖水平即发生低血糖反应。

六、肝功能术前评估

肝硬化患者可以应用Child评分进行手术风险程度分级：该评分系统综合了与肝脏功能相关的临床及生化指标，由白蛋白（合成功能）、胆红素（排泄功能）、凝血酶原时间（合成功能）、腹腔积液（门静脉高压）和肝性脑病（门体分流）等指标构成，系统的构成和评分分值见表2-6。Child A 级代表肝脏功能代偿，其1年内发生肝脏功能衰竭相关病死率<5%；Child B 级代表肝脏功能失代偿，其1年内发生肝脏功能衰竭相关病死率为20%；Child C 级代表了肝脏功能严重失代偿，其1年内发生肝脏功能衰竭相关病死率为55%。

表2-6　Child-Pugh 分级标准

临床生化指标	1分	2分	3分
肝性脑病（级）	无	1~2期	3~4期
腹水	无	轻	中重度
血清总胆红素（μmol/L）	<34	34~51	>51
血清白蛋白（g/L）	>35	28~35	<28
凝血酶原时间PT延长（秒）	<4	4~6	>6

评分解读：A级为5~6分 手术风险低，B级为7~9分 手术风险中，C级为10~15分 手术风险高

七、肾脏功能术前评估

（一）慢性肾脏病（CKD）的术前评估

慢性肾脏病是以肾脏结构异常和功能逐渐丧失为特征的慢性非感染性疾病（表2-7）。

慢性肾病的定义和分期：肾损伤（肾脏结构或功能异常）>3个月，伴或不伴肾小球滤过率（glomerular filtration rate，GFR）降低，表现为下列异常之一：（1）有组织病理学检查异常。（2）有肾损伤指标，包括血、尿检查异常，或影像学检查异常。（3）GFR<60 mL/(min·1.73 m^2)，时间>3个月。肾损伤标志（满足以下一项或多项）：（1）微量白蛋白尿，即微量白蛋白排泄率≥30 mg/24 h，或尿微量白蛋白与肌酐比值（albumin to creatinine ratio，ACR）≥30 mg/g(≥3 mg/mmol)。（2）尿沉渣检测异常。（3）肾小管功能紊乱导致的电解质及其他异常。（4）组织学检查异常。（5）影像学检查结构异常。（6）肾移植病史。

表2-7　慢性肾脏病的GFR分期

GFR分期	GFR[mL/(min·1.73 m^2)]	描述
G1期	≥90	正常或偏高
G2期	60~89	轻度下降
G3a期	45~59	轻-中度下降
G3b期	30~44	中-重度下降
G4期	15~29	重度下降
G5期	<15	肾衰竭

（二）肾脏疾病术前评估注意事项

1. 肾脏疾病患者术前需积极纠正高钾或严重代谢性酸中毒后，才能行择期手术。

2. 术前评估残余肾功能是否能耐受手术。

3. 尿毒症透析患者行高风险手术前应进行透析治疗。

4. 围术期慎用肾毒性药物以及造影剂等或请肾脏专科医师共同评估，以降低术后发生肾功能衰竭的风险。

5. 对于慢性肾衰竭和急性肾病患者，原则上禁忌任何择期手术，但在人工肾透析的前提下，肾衰已经不是择期手术的绝对禁忌。

八、胃肠道系统术前评估

（一）应激性溃疡

65岁以上的老年患者接受中大型手术，围术期易并发应激性溃疡，建议麻醉手术前仔细询问是否有消化道溃疡病史及近期是否服用可能导致消化道出血的药物，严防围手术期应激性溃疡的发生。

（二）反流误吸

疼痛、近期损伤、禁食时间不足、糖尿病、肥胖或应用麻醉性镇痛药、β肾上腺素能药物或抗胆碱药等，均可延迟胃内容物排空，或改变食管下端括约肌张力，会增加误吸的机会。食管裂孔疝患者是误吸高危病例，其"烧心"症状往往比食管裂孔疝本身更具有诊断意义。

九、血液系统术前评估

（一）术前出血风险和贫血评估

1. 病史评估

在实施手术前应仔细询问患者病史：（1）用药史，近期是否服用过抗血小板药物或抗凝药物，如阿司匹林、肝素、非甾体类抗炎药物、氯吡格雷和华法林；（2）以往的出血经历，在手术、外伤或拔牙后是否有出血过多的情况、受了轻伤后是否容易青肿、是否凝血异常等；（3）个人患病史，是否曾被诊断为糖尿病、肾功能衰竭、癌症、肝脏疾病、类风湿性关节炎、血液系统疾病、血小板异常、静脉血栓等；（4）家族出血病史，是否有易出血体质或患有血友病的直系亲属等；（5）对于可以择期手术的女性患者，应避开月经期。

2. 实验室检查

术前应完善血常规以及凝血功能相关检查项目，以判断是否存在术前贫血及评估围手术期出血风险。

3. 局部血管状况评估

对于涉及脊柱前路、颅底、脊柱肿瘤等的手术，术前通过 CT 和 MRI 等对手术区域的血管走行及周围脏器血管进行局部评估，指导手术方案的制定，最大限度降低术中血管损伤导致的出血风险。

（二）术前准备

1. 抗血栓药物的停用及桥接治疗方案

抗血栓药物包括抗凝药物和抗血小板药物。对于服用华法林的患者，建议术前 5 d 停药；对于服用利伐沙班等新型抗凝药物的患者，建议术前 3 d 停药；建议对血栓高风险患者进行桥接抗凝治疗，即停用华法林后予以低分子肝素或普通肝素进行替代治疗，并在术前 12~24 h 内停用肝素制剂；同时建议予以监测国际标准化比率（intemational normalized ratio，INR），以 INR ≤ 1.4 作为术前停用抗凝药物的目标值。对于单用阿司匹林的心血管事件低危者，建议术前 5~7 d 停药；对于单用阿司匹林的心血管事件中高危者，术前可不停药；对于单用 P2Y12（氯吡格雷）受体阻滞剂的患者如不伴严重心血管缺血风险，建议术前 5~7 d 停药；对于服用双联抗血小板药物的冠状动脉支架置入患者，建议停用 P2Y12（氯吡格雷）受体阻滞剂 7 d 以上、停用阿司匹林 5~7 d，同时建议予以桥接抗血小板治疗。

2. 术前贫血的处理

脊柱手术患者围手术期最常见的血液并发症即贫血。常见的贫血包括急或慢性失血性贫血、营养缺乏性贫血、慢性疾病性贫血等，对于住院患者，入院后常规行血常规、生化全项检测，男性血红蛋白 <130 g/L，女性血红蛋白 <120 g/L 或男性红细胞压积 <39%，女性红细胞压积 <36% 可诊断贫血。若患者存在贫血，则进一步根据平均红细胞体积、平均红细胞血红蛋白量、平均红细胞血红蛋白浓度将贫血分为小细胞低色素性贫血、正细胞正色素性贫血、大细胞性贫血三型。若患者存在引起贫血的基础疾病，建议请血液科会诊，充分评估患者情况，排除手术相关禁忌并指导进一步治疗。对于患有慢性出血性原发疾病的贫血患者，如消化道溃疡出血、肠息肉出血、痔疮出血

等，应先治疗出血性原发疾病；对于月经量过多造成贫血者，应请妇科会诊共同治疗贫血。

3. 术前贫血的药物治疗包括：

（1）促红细胞生成素（erythropoietin，EPO）。

（2）铁剂：对于缺铁性贫血患者、体内储存铁不足且预计失血较多的手术患者可应用铁剂治疗。

（3）叶酸和维生素B_{12}：主要用于叶酸或维生素B_{12}缺乏引起的贫血。

4. 预存式自体输血

预存式自体输血的应用可有效降低脊柱手术围术期的异体输血需求。该技术的优势在于：（1）节约用血；（2）减少输库存血可能引发的并发症，避免血源传染性疾病；（3）避免输血引起的免疫功能抑制；（4）避免交叉配血试验错误。推荐将 Hb>110 g/L，Hct>33% 作为可实施预存式自体输血的标准。在医院客观条件允许的情况下，建议对符合该实施标准的患者应用该技术。一般于术前 2 周及术前 1 周经肘正中静脉采血，每次采血量为总血容量的 12%~15%。两次采血时间间隔不少于 5 d，术前 3 d 停止采血。为避免预存自体血造成的术前医源性贫血，建议术前 3~4 周监测患者血红蛋白水平；对于因预存式自体输血而出现贫血的患者，建议予以皮下注射促红细胞生成素（40 000 IU，q7d）并口服硫酸亚铁（325 mg，q3d）。

5. 术前选择性动脉栓塞

术前选择性动脉栓塞（selective arterial embolization，SAE）已广泛应用于高血运脊柱肿瘤的术前准备。术前选择性动脉栓塞是利用血管介入技术将栓塞剂引入供应肿瘤的血管以阻塞或减少流向肿瘤的血供，具有显著减少术中出血、提高手术安全性的作用。

6. 术前血小板减少症的诊治

血小板减少是临床常见的疾病表现，血小板减少症是指因多种血液系统原发性疾病、药物或其他治疗措施导致的骨髓生成减少、血小板破坏/消耗增加或分布异常，其判定标准为血小板计数 $<100 \times 10^9$/L。血小板参与止血与血栓形成的过程，血小板减少可造成凝血功能障碍，增加手术部位或其他部

位出血；同时影响术后抗凝，增加静脉血栓栓塞症的发生风险。血小板减少症的诊断需请血液内科医师协助，并注重病因诊断；治疗原则为首先治疗原发病，同时应用药物提升血小板水平，避免因血小板过低引起致命性出血，脊柱外科手术患者要求术前血小板计数 $>50 \times 10^9/L$。患者血小板计数 $50 \times 10^9/L \sim 100 \times 10^9/L$、伴有大量微血管出血，或血小板计数 $<50 \times 10^9/L$、伴有出血或其他内脏出血或出血倾向时，应输注血小板；患者有出血且伴有血小板功能异常（如血栓弹力图提示血小板功能低下）时，输注血小板不受上述输注阈值的限制。

十、营养状况术前评估

营养状态是影响患者术后恢复的关键因素，因此围手术期的营养状态评估十分重要，尤其是针对肿瘤患者和低体重患者。评估发现存在营养不良风险的患者，可以针对性地给予干预，改善营养状态。目前针对患者的营养状态评估尚缺乏全面系统的方法，通常是通过体视学指标、实验室检查综合性评估：体视学指标包括BMI、臂肌围、肱三头肌皮褶厚度和机体组成测定等；实验室检查包括血清白蛋白（ALB）、前白蛋白（PAB）、转铁蛋白（TRF）等。营养风险筛查法（nutritional risk screening，NRS）2002是最常用的综合评估方法（表2-8），当评分≥3分时表明存在营养不良风险。术前血清白蛋白 <35 g/L（即低白蛋白血症）是死亡，并发症、伤口感染的独立危险因素，应该给予足够的重视。对于营养不良的高龄患者建议考虑术前营养支持2周以上。

表2-8 营养风险筛查2002

评分	内容
A. 营养状态受损评分（取最高分）	
1分（任一项）	近3个月体质量下降>5%
	近1周内进食量减少>25%
2分（任一项）	近2个月体质量下降>5%
	近1周内进食量减少>50%

续表

3分（任一项）	近1个月体质量下降>5%
	近1周内进食量减少>75%
	体质量指数<18.5 kg/m² 及一般情况差
B. 疾病严重程度评分（取最高分）	
1分（任一项）	一般恶性肿瘤、髋部骨折、长期血液透析、糖尿病、慢性疾病（如肝硬化、慢性阻塞性肺疾病）
2分（任一项）	血液恶性肿瘤、重症肺炎、腹部大型手术、脑卒中
3分（任一项）	重症颅脑损伤、骨髓移植、重症监护、急性生理与慢性健康评分（APACHE Ⅱ）>10分
C. 年龄评分	
1分	年龄≥70岁

注：营养风险筛查评分为 A＋B＋C；如果患者的评分≥3分，那么提示患者存在营养风险

十一、感染风险术前评估

手术部位感染是脊柱外科手术的术后严重并发症之一，特别对脊柱内固定术患者更是灾难性的后果，会给患者带来巨大的痛苦、创伤打击及沉重的经济负担，并常导致医患关系的恶化。脊柱外科手术后的切口并发症是导致手术部位感染的重要原因和独立危险因素，术后出现手术部位感染并发症势必将延缓康复进程，因此预防手术部位感染极其重要。

1. 术前危险因素评估

（1）患者整体因素及合并疾病：贫血、低蛋白血症、类风湿关节炎病情控制不佳、肿瘤、免疫抑制状态、糖尿病血糖控制不佳、严重肾病、肾移植术后、重度肥胖［体重指数（body mass index，BMI）>35 kg/m²］及合并其他全身并存疾病，以及美国麻醉师协会（American society of anesthesiologists，ASA）健康状况分级≥3级均是手术部位感染的危险因素。（2）不良生活行为习惯：吸烟、酗酒对身体多器官损害大，影响手术预后，是手术部位感染

的危险因素。（3）使用特殊药物：患者长期使用免疫抑制剂、糖皮质激素、生物制剂、抗凝药物、抗血小板药物且术前没有规范调整和停药者均可能会增加手术部位感染的风险。（4）手术部位因素：①手术部位先前做过手术或发生过感染；②手术部位瘢痕、皮损、皮疹；③手术部位近期做过针灸、小针刀、药物注射等有创操作。（5）手术相关因素：手术难度大、多部位同期手术、手术时间过长、输血、住院时间延长等。

2. 潜在感染灶筛查

手术患者术前存在活跃的感染灶是内植物手术，尤其是脊柱内固定术的禁忌，但潜在感染灶不易在术前被发现。

（1）详细询问病史。感染部位主要分为以下几类：①鼻部：鼻炎、鼻窦炎；②口腔：溃疡、龋齿、牙龈肿胀、牙龈出血、牙周炎等；③呼吸道：肺部感染、上呼吸道感染；④泌尿道感染；⑤皮肤：毛囊炎、疖疮、皮癣；⑥手术部位有创操作史：硬膜外封闭、针灸、小针刀等；⑦妇科感染：如阴道炎、盆腔炎等；⑧金黄色葡萄球菌定植。

（2）仔细体格检查。按上述感染部位分类的顺序仔细检查有无感染灶：①鼻部和鼻窦的红肿、压痛、黏膜充血；②口腔溃疡、龋齿、牙龈肿胀、牙龈出血、牙周炎；③咽部黏膜充血、扁桃体肿大、肺部啰音；④肾区叩击痛、输尿管走行部位压痛；⑤皮肤破溃、疖疮、皮癣及皮疹、足癣和股癣；⑥手术部位存在有创操作的痕迹；⑦必要时行妇科体格检查；⑧怀疑金黄色葡萄球菌定制者需采集可能定植部位的标本，如鼻咽部。

（3）实验室检查。红细胞沉降率（erythrocyte sedimentation rate，ESR）和C反应蛋白（C-reactive protein，CRP）相结合可提高感染灶检出的敏感性和特异性，ESR超过正常值上限的2倍和CRP>10 mg/L时检出感染灶的敏感性和特异性均可接近90%。白介素-6（interleukin-6，IL-6）对于感染检出的灵敏度高但阈值尚不明确。

3. 术前危险因素控制措施

（1）加强营养，纠正贫血和低蛋白血症：①加强营养：鼓励患者增加饮食摄入，尤其是优质蛋白质的摄入，建议每日至少进食2枚鸡蛋、100 g瘦肉；

食欲不佳或消化不良者给予促胃肠动力药（如莫沙必利）和胃蛋白酶等，争取将血清白蛋白水平提升至35 g/L以上。②纠正术前贫血：首先明确贫血原因，治疗原发病，缺铁性贫血者给予促红细胞生成素（erythropoietin，EPO），补充铁剂、叶酸和复合维生素，争取纠正术前贫血状态，使血红蛋白水平达到110 g/L以上。③纠正水电解质紊乱：术前存在水电解质紊乱的患者需及时查明原因，尽快补充和纠正，以达到水电解质平衡。（2）改善肺功能，戒烟和咳嗽锻炼择期手术前至少戒烟2周。咳嗽锻炼可增加患者肺活量、通气量，有利于排痰，对预防围手术期肺部感染具有重要意义。（3）控制糖尿病患者的血糖水平：择期骨科大手术患者的血糖水平控制在6.0~11.1 mmol/L较为安全。入院后应连续监测空腹及三餐后2 h血糖水平，如在目标范围内，继续维持原降糖方案不变；如血糖控制不理想，需每餐定量、限制碳水化合物摄入，但不限蛋白质摄入，三餐前用短效胰岛素，并根据体重及餐后血糖水平调整剂量，空腹血糖水平高者睡前使用长效胰岛素。（4）治疗感染病灶：查明存在的感染病灶后需进行相关的治疗，必要时需先转相关专科治疗感染病灶后再行骨科手术。

十二、脊柱专科评估

拟行脊柱疾病手术的患者多有脊髓、神经受压引发的肢体疼痛、麻木、无力以及肌肉萎缩和感觉障碍等表现，绝大多数患者病程长、生活质量低，甚至并存心理问题。手术目的是解除脊髓、神经压迫、重建脊柱稳定性，为患者脊髓、神经功能恢复创造条件。术前脊柱专科评估包括影像学、腰腿痛及功能、骨密度和康复评估等。

术前首先要对患者手术节段进行精确诊断，务必确保患者临床表现和影像学结果相符。影像学检查应包括脊柱全长正侧位、过伸过屈位及左右侧Bending相X线片，测量脊柱矢状位、冠状位参数和矢状位骨盆参数，评估椎体在动力位的稳定性、退行性侧弯柔韧性和邻近节段的代偿能力，再通过CT三维重建和MRI检查进一步评价骨性结构形态、软组织及神经组织情况。同时应结合实验室、肌电图检查等排除感染、肿瘤或运动神经元等其他神经系统病变（图2-2，图2-3）。

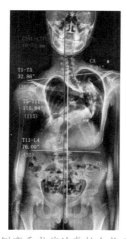
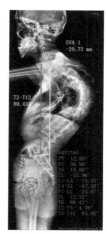

图2-2　脊柱侧弯手术前的脊柱全长正位片　　图2-3　脊柱侧弯手术前的脊柱全长侧位片

此外，高龄患者骨质疏松发病率较高，国内研究显示，70岁以上女性的骨质疏松发病率为26.48%，而男性为16.83%，骨质疏松的存在可能增加脊柱内固定失败风险。因此术前需要进行检查以综合评估、制定患者的手术方案，推荐使用双能X线吸收法（dual X-ray absorptiometry，DXA）测定骨密度，骨密度绝对值<80 mg/cm^{3}为骨质疏松，也可利用血清25-羟维生素D浓度测定作为替代方法。若患者存在骨质疏松，推荐进行抗骨质疏松治疗，并在脊柱内固定手术中采取提高螺钉稳定性的方案，如骨水泥强化或使用椎弓根膨胀螺钉等增强技术。

除了骨科医师进行客观评价外，还需要对患者的主观感受和功能情况进行评估。

脊柱专科医师应结合患者症状、体征、术前常规检查、多学科评估结果以及患者和家属的手术意愿制定手术方案，并与多学科团队讨论制定分阶段、个体化的康复方案以加速患者术后康复。

拓展阅读

[1] Smilowitz NR，Gupta N，Ramakrishna H，et al.Perioperative major adverse cardiovascular and cerebrovascular events associated with noncardiac surgery[J]. JAMA Cardiol，2017，2（2）：181−187.

[2] 马俊，廖刃，倪忠，等.骨科择期手术加速康复围手术期并存呼吸系统疾病华西医院多学科评估与处理专家共识[J].中华骨与关节外科杂志，2020，13（12）：969−975.

[3] 加速康复外科围手术期药物治疗管理医药专家共识[J].今日药学，2020，30（6）：361−371.

[4] 多学科围手术期气道管理专家共识（2016年版）专家组.多学科围手术期气道管理专家共识（2016年版）[J].中华胸部外科电子杂志，2016，3（3）：129−133.

[5] 中华医学会心血管病学分会，中华心血管病杂志编辑委员会.非心脏外科手术围手术期心血管疾病管理中国专家共识[J].中华心血管病杂志，2023，51（10）：1043−1055.

[6] Wijeysundera DN，Pearse RM，Shulman MA，et al.Assessment of functional capacity before major non-cardiac surgery：an international，prospective cohort study[J].Lancet，2018，391（10140）：2631−2640.

[7] Vlisides P，Mashour GA.Perioperative stroke[J].Can J Anaesth，2016，63（2）：193−204.

[8] 中华医学会麻醉学分会.围术期血糖管理专家共识（快捷版）[J].临床麻醉学杂志，2016，32（1）：93−95.

[9] 董家鸿，郑树森，陈孝平，等.肝切除术前肝脏储备功能评估的专家共识（2011版）[J].中华消化外科杂志，2011，10（1）：20−25.

[10] Khwaja A. KDIGO clinical practice guidelines for acute kidney injury[J].Nephron Clin Pract，2012，120（4）：c179−c184.

[11] KDIG Outcomes. KDIGO 2012 Clinical Practice Guideline for the Evaluation and Management of Chronic Kidney Disease[J].Kidney Int Suppl，2013，3（1）：1−150.

[12] 急性肾损伤专家共识小组.急性肾损伤诊断与分类专家共识[J].中华肾脏病杂志，2006，22（11）：661−663.

[13] 中国医师协会器官移植医师分会，中华医学会器官移植学分会肝移植学组.中国肝移植受者肾损伤管理专家共识（2017版）[J].中华消化外科杂志，2017，16（4）：319−326.

[14] 许静涌，杨剑，康维明，等.营养风险及营养风险筛查工具营养风险筛查2002临床应用专家共识（2018版）[J].中华临床营养杂志，2018，26（3）：131−135.

[15] 黄强，杨惠林，康鹏德，等.骨科择期手术加速康复预防手术部位感染指南[J].中华骨与关节外科杂志，2020，13（1）：1−7.

[16] 国家卫生健康委加速康复外科专家委员会骨科专家组，中国研究型医院学会骨科加速康复专业委员会，中国康复技术转化及促进会骨科加速康复专业委员会. 骨科择期手术加速康复预防手术部位感染专家共识[J]. 中华骨与关节外科杂志，2022，15(10)：746−753.

[17] Zhou J，Wang R，Huo X，et al. Incidence of surgical site infection after spine surgery：a systematic review and meta-analysis[J]. Spine，2020，45(3)：208−216.

[18] Anderson PA，Savage JW，Vaccaro AR，et al. Prevention of Surgical Site Infection in Spine Surgery[J]. Neurosurgery，2017，80(3S)：S114−S123.

[19] Peel TN，Buising KL，Choong PF. Prosthetic joint infection：challenges of diagnosis and treatment[J]. ANZ J Surg，2011，81(1−2)：32−39.

[20] 北京医学会骨科分会老年学组，中华医学会麻醉学分会老年人麻醉学组. 高龄患者脊柱融合术加速康复外科临床实践专家共识[J]. 中华医学杂志，2023，103(27)：2082−2094.

[21] 中华医学会麻醉学分会老年人麻醉学组，北京医学会骨科分会老年学组，国家老年疾病临床医学研究中心. 高龄脊柱手术患者围手术期多学科评估中国专家共识[J]. 中华医学杂志，2022，102(17)：1245−1257.

第**3**章　术前饮食管理与加速康复外科

近年来，加速康复外科（enhanced recovery after surgery，ERAS）理念在我国发展迅速。饮食管理作为ERAS围手术期管理的一项重要内容，也受到越来越多医生的重视。

手术麻醉前禁食、禁饮管理的目的：①减少胃内容物容量，防止胃酸pH值过低，避免出现围手术期胃内容物返流而导致的误吸；②防止脱水，维持血液动力学稳定；③防止低血糖；④防止过度禁食禁饮所致的饥饿、恶心呕吐及烦躁不安等不适。具体禁饮食推荐时间详见表3-1。

表3-1　择期手术患者麻醉前建议禁饮、禁食时间

食物种类	最短禁食时间（h）
清饮料	2
母乳	4
婴儿配方奶粉	6
牛奶等液体乳制品	6
淀粉类固体食物	6
油炸、脂肪及肉类食物	可能需要更长时间，应该≥8

（一）择期手术患者的术前禁食、禁饮管理

1. 适用人群

上述推荐意见适用于在麻醉或镇静下接受择期手术的所有年龄段的健康患者。

2. 禁忌人群

①急诊手术患者；②各种形式的胃肠道梗阻患者；③上消化道肿瘤患者；④病理性肥胖患者；⑤妊娠期女性患者；⑥胃食管返流及胃排空障碍患者；

⑦糖尿病患者（视为相对禁忌）；⑧困难气道患者；⑨其他无法经口进食的患者。

3. 清饮料

包括清水、糖水、无渣果汁、碳酸类饮料、清茶及黑咖啡（不加奶），但不包括含酒精类饮品。除了对饮料种类有限制以外，对饮料摄入的量也有要求，麻醉前2 h可饮用的清饮料量应≤5 mL/kg或总量≤400 mL。

4. 牛奶等乳制品

胃排空时间与固体食物相当。牛奶和配方奶粉的主要成分为牛或其他动物的乳汁，其中酪蛋白和饱和脂肪的含量较高，容易在胃内形成较大的乳块，不利于消化，其在胃内的排空时间明显长于母乳，因此牛奶和配方奶粉往往被视为固体类食物，需要更长的禁食时间。

5. 淀粉类固体食物

主要指面粉和谷类食物，如馒头、面包、面条、米饭等，其主要成分为碳水化合物，含有部分蛋白质，脂肪含量少。胃液内含有淀粉酶和蛋白酶，因此其在胃内的排空时间明显短于脂肪类食物，其中淀粉类食物的排空时间短于蛋白类食物。

6. 脂肪类固体食物

主要指肉类和油炸类食物，其脂肪和蛋白含量高，且胃内缺乏相应的消化酶，因此其在胃内的排空时间也较长。

（二）儿童术前禁食、禁饮问题

儿童作为一个特殊的群体，其围手术期发生吸入性肺炎的风险较成年人增加，但发生率仍非常低。大量证据表明，儿科患者术前2 h进食清饮料不会对胃容积和pH产生影响。因此，上述推荐意见同样适用于儿童患者，缩短儿童术前禁食禁饮时间同样有助于改善患儿主观感受，且便于父母配合。目前关于母乳和配方奶粉的胃排空时间的研究很少，有限的证据表明，母乳的胃排空时间超过2 h，而配方奶粉由于成分的不同，所需胃排空时间也不同，但均比母乳时间长。因此，目前推荐母乳的最短禁食时间为4 h，配方奶粉最短为6 h。

（三）急诊手术患者的术前禁食、禁饮管理

急诊手术患者通常面临着复杂的临床问题，因此术前的禁食、禁饮问题也应得到特殊关注。急诊手术患者发生吸入性肺炎的风险是择期手术患者的4.1倍。目前，对于急诊手术患者的术前禁食、禁饮时间缺少足够的循证医学证据。对于非吸入性肺炎高风险患者，术前禁食禁饮管理可按择期手术处理，即清饮料禁食2 h，固体类食物禁食6 h。吸入性肺炎高风险患者包括各种形式肠梗阻患者、妊娠期女性、食管裂孔疝或胃食管返流患者、术前出现过恶心呕吐患者、病理性肥胖患者、糖尿病患者、术前口服阿片类药物患者以及严重疼痛或病情极度危重的患者。对于无法达到术前禁食、禁饮时间要求或存在吸入性肺炎高风险患者，急诊手术麻醉应按照饱腹状态处理，建议由有经验的麻醉医师实施麻醉。

近年来，床旁超声技术判断胃残余物的研究大量涌现，证实了该技术的准确性。对于急诊手术而言，床旁超声技术可作为判断患者误吸风险的辅助工具，帮助麻醉医师进行麻醉决策。如果超声判断患者处于空腹状态，则可按照空腹进行麻醉，如果超声判断患者仍残余食物，则应根据急诊手术的急迫程度，选择继续禁食水或者按照饱腹状态进行麻醉。

拓展阅读

[1] 中国医疗保健国际交流促进会加速康复外科学分会创伤骨科学组. 创伤骨科围术期禁食水管理专家共识[J].中华创伤骨科杂志，2018，20(9)：737-742.

[2] Lambert E，Carey S. Practice guideline recommendations on perioperative fasting：a systematic review[J].JPEN J Parenter Enteral Nutr，2016，40(8)：1158-1165.

[3] 白求恩骨科加速康复联盟，白求恩公益基金会创伤骨科专业委员会，白求恩公益基金会关节外科专业委员会，等. 骨科手术围手术期禁食禁饮管理指南 [J].中华创伤骨科杂志，2019，21(10)：829-834.

[4] Van de PutteP，Perlas A.Ultrasound assessment of gastric content and volume[J].Br J Anaesth，2014，113(1)：12-22.

第二部分 术中

第4章 清醒插管

气道管理是临床麻醉、急诊抢救和重症治疗的重要技术之一，是成功进行有效呼吸管理的前提和重要保证。对于一个已经预见的困难气道，安全的气道处理方法是清醒插管或镇静镇痛保留自主呼吸下插管（图4-1，图4-2）。

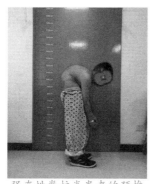 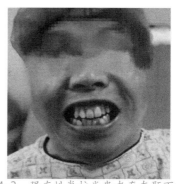

图4-1 强直性脊柱炎患者的颈椎、胸椎强直固定无活动度，需要清醒插管

图4-2 强直性脊柱炎患者存在颞下颌关节强直，张口度约0.5 cm，需要清醒插管

对脊柱外科中存在颈椎或者胸椎骨折的外伤患者亦可以进行清醒插管和清醒翻身，以最大程度保护患者脊髓功能。因为在清醒翻身过程中患者的肌肉力量依然能够提供一定的保护作用，可以防止椎体的移位和脊髓压迫加重，最大程度避免瘫痪风险。

插管前充分沟通、熟悉呼吸道解剖、充分的气道表面麻醉、适当镇静、保持气道干燥、娴熟的电子喉镜或纤维支气管镜技术以及耐心均是保证插管成功的重要因素。

1. 良好的沟通

清醒插管前应与患者进行良好沟通，告知患者清醒插管的必要性和注意事项，取得其理解和配合。

2. 充分的表面麻醉

清醒插管最重要的前提是充分的气道表面麻醉。利多卡因是最常用和安全的选择。利多卡因起效快，效应峰值 2~5 min，麻醉维持时间 20~40 min，1%~10% 的利多卡因均可用在气道表面麻醉中。对于成年人，4% 的利多卡因可以产生良好的气道表面麻醉作用，2% 的利多卡因即可以满足大部分插管的要求。利多卡因局部麻醉的安全剂量为 4~6 mg/kg，多数建议不超过 5 mg/kg。丁卡因由于其潜在的毒性和狭窄的安全范围，不再推荐用于气道局部麻醉。

表面麻醉工具可以使用喷雾器或一次性喉麻管。环甲膜穿刺表面麻醉是很有用的声门下表面麻醉方法。

通过纤维支气管镜或电子镜工作通道进行表面麻醉是实用且无创的方法，在纤维支气管镜或电子镜的工作通道内放入硬膜外导管，硬膜外导管远端从镜头尖端伸出 1.5 cm 左右以方便喷射药物。可以对舌咽神经、喉上神经进行阻滞，还可以进入声门下对支配气管黏膜的喉返神经进行阻滞，避免了环甲膜穿刺的副作用，也可应用于一些颈部肿瘤、感染或凝血功能障碍无法行环甲膜穿刺表面麻醉的患者。对于张口度小或者无法张口的患者，经鼻道对声门上下进行表面麻醉更具有优势。

完善的表麻是清醒舒适插管成功的关键，避免呕-闭-呛（呕吐反射，声门关闭，呛咳）是完善表麻的衡量标准。

3. 鼻腔准备

经口纤维支气管镜或电子镜插管失败的患者，经鼻插管往往可以成功，大部分情况下，过了后鼻孔即看到了后联合或声门，因此清醒插管前应常规进行鼻腔准备。为了减少经鼻道插管带来的出血问题，会常规采用一些促进鼻腔黏膜血管收缩药物。1% 去氧肾上腺素鼻腔局部应用 4 min 可以达到血管收缩的最佳效果，使用 3% 麻黄素或者羟甲唑啉亦可完成鼻腔准备。

4. 抗胆碱药物的应用

清醒插管时由于刺激会导致分泌物增多，而气道分泌物是局部麻醉药和黏膜之间的屏障，会稀释麻醉药物，更加重要的是影响纤维支气管镜或电子喉镜的视野，建议术前适当应用抗胆碱药物。根据具体情况可使用盐酸戊乙奎醚、阿托品或东莨菪碱，但是应注意应用抗胆碱药物有导致谵妄风险，对谵妄高风险患者禁止应用。

5. 辅助镇静药物的应用

适度辅助应用镇静镇痛药物可以降低患者的不适、焦虑感，但对于已经存在气道损害或呼吸困难的患者，任何导致意识水平下降的药物都可能使其情况恶化，使纤维支气管镜或电子喉镜插管变得更加困难。右美托咪定可以产生一定程度的镇静、抗焦虑作用，呼吸抑制较轻，围术期可以选择应用，但应注意镇静镇痛只是对气道充分麻醉的辅助，并不起主导作用。

通过完善以上准备，可以大幅度提高清醒插管的成功率，保障患者安全，流程详见图4-3。

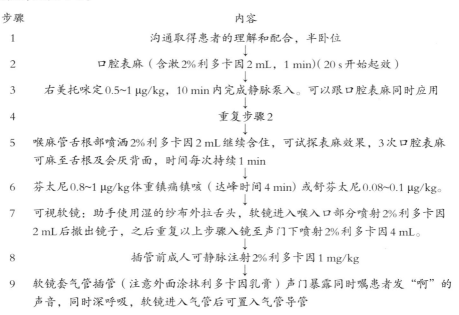

步骤	内容
1	沟通取得患者的理解和配合，半卧位
2	口腔表麻（含漱2%利多卡因2 mL，1 min）（20 s开始起效）
3	右美托咪定0.5~1 μg/kg，10 min内完成静脉泵入。可以跟口腔表麻同时应用
4	重复步骤2
5	喉麻管舌根部喷洒2%利多卡因2 mL继续含住，可试探表麻效果，3次口腔表麻可麻至舌根及会厌背面，时间每次持续1 min
6	芬太尼0.8~1 μg/kg体重镇痛镇咳（达峰时间4 min）或舒芬太尼0.08~0.1 μg/kg。
7	可视软镜：助手使用湿的纱布外拉舌头，软镜进入喉入口部分喷射2%利多卡因2 mL后撤出镜子，之后重复以上步骤入镜至声门下喷射2%利多卡因4 mL。
8	插管前成人可静脉注射2%利多卡因1 mg/kg
9	软镜套气管插管（注意外面涂抹利多卡因乳膏）声门暴露同时嘱患者发"啊"的声音，同时深呼吸，软镜进入气管后可置入气管导管

图4-3　经口纤维支气管镜辅助下清醒插管流程

注意事项：表麻药利多卡因总用量建议小于5 mg/kg

拓展阅读

[1] Apfelbaum JL，Hagberg CA，Connis RT，et al. 2022 American society of anesthesiologists

practice guidelines for management of the difficult airway[J]. Anesthesiology，2022，136（1）：31-81.

[2] 马武华，王勇，代文杰. 广东省困难气道处理清醒插管现状调查及分析[J]. 国际麻醉学与复苏杂志，2015，36(2)：138-141.

[3] 何浩，吴志林. UE视频硬质喉镜用于困难气道清醒插管中临床应用效果[J]. 临床军医杂志，2019，47(9)：998-999.

[4] Ajay S，Singhania A，Akkara AG，et al. A study of flexible fiberoptic bronchoscopy aided tracheal intubation for patients undergoing elective surgery under general anesthesia[J]. Indian J Otolaryngol Head Neck Surg，2013，65(2)：116-119.

[5] Alhaddad ST，Khanna AK，Mascha EJ，et al. Phenylephrine as an alternative to cocaine for nasal vasoconstriction before nasal surgery：a randomised trial[J]. Indian J Anaesth，2013，57(2)：163-169.

[6] Nagabuchi R，Minami H，Sakikawa M，et al. Awake intubation for a case of giant parapharyngeal space tumor using McGrath MAC video laryngoscope[J]. Int Med Case Rep J，2022，15：19-22.

第5章　电生理监测

脊髓脊柱术中神经电生理监测（intraoperative neurophysiological monitoring，IONM）技术是指术中应用各种神经电生理技术定位脊髓后索、脊神经，并监测深感觉、运动及大小便功能完整性的技术。目前，脊髓脊柱术中神经电生理监测技术对术后神经功能损伤的预测价值已得到证实，术中需要麻醉医生、外科医生及神经电生理监测团队的多学科紧密合作。

一、脊髓脊柱术中神经电生理监测概述

（一）术中神经电生理监测的适应证和禁忌证

除了术前存在严重肢体瘫痪无法记录到体感诱发电位（somatosensory evoked potential，SEP）、经颅运动诱发电位（transcranial motor evoked potential，TcMEP）的患者，在脊髓脊柱相关手术中如存在脊髓、脊神经损伤风险，均建议行术中神经电生理监测。脊髓脊柱相关手术包括髓内肿瘤切除术、脊髓血管畸形切除术、脊髓减压术、脊髓拴系松解术、选择性脊神经后根切断术和脊髓电刺激术等。目前，术中神经电生理监测尚无绝对的禁忌证，经颅运动诱发电位技术应用的相对禁忌证包括颅骨缺损、颅内压增高和癫痫病史及植入性生物机械设备等，临床需谨慎选择。

（二）术中神经电生理监测技术

1. 体感诱发电位

体感诱发电位是大脑对外界体感刺激的生物电反应。此方法属非侵入性的检测方法，简便易行，在术前、术中和术后都可以进行测量，是使用最早和最为广泛的一种脊髓监护技术。体感诱发电位的基本原理：电刺激施加于外周感觉神经通路，刺激所引起的兴奋从周围神经上行到脊髓、脑干，经丘脑交叉传到大脑皮层感觉区，在神经干及中枢神经系统就可以记录到相应的电位。体感诱发电位信号主要反映了脊髓侧后索和后索的上行传导束功能。分析体感诱发电位的变化，可以对脊髓神经的感觉传导功能进行有效的监测。

体感诱发电位报警标准为波幅降低50%或潜伏期延长10%。报警前需考虑影响体感诱发电位的因素，包括吸入麻醉、体温、血压以及体位摆放等。

2. 运动诱发电位

运动诱发电位通过对大脑皮层运动区进行刺激。在脊髓和周围神经（或肌肉）产生相应的诱发电位（表5-1）。当大脑皮层运动区受到刺激后，所产生的神经冲动经延髓锥体交叉到对侧，延髓传出的大部分信号通过脊髓侧索的皮质脊髓侧束向下传递，传导到相应脊髓前角运动细胞，沿脊神经分布外周神经至肌肉；还有一部分经延髓传出的电信号沿脊髓前索下降，在脊髓前束中交叉到对侧前角运动细胞。运动诱发电位主要反映脊髓前索和侧索的运动功能状态。

运动诱发电位波幅消失是脊髓损伤的主要报警标准；局灶性运动诱发电位波幅降低 ≥ 50%~80% 是神经根损伤的报警标准。报警前需考虑影响运动诱发电位的因素，包括麻醉、体温、血压以及体位摆放等。

表5-1　肌肉的典型神经根和周围神经支配

肌肉	神经根	周围神经
斜方肌	C_2，C_3，C_4	副神经
三角肌	$\underline{C_5}$，C_6	腋神经
肱二头肌	C_5，C_6	肌皮神经
肱三头肌	C_6，$\underline{C_7}$，C_8	桡神经
肱桡肌	C_5，$\underline{C_6}$	桡神经
拇短展肌	C_8，$\underline{T_1}$	正中神经
小指展肌	C_8，$\underline{T_1}$	尺神经
第一背侧骨间肌	C_8，T_1	尺神经
上腹直肌	T_5，T_6	肋间神经
中腹直肌	T_7，T_8	肋间神经
下腹直肌	T_9，T_{10}，T_{11}	肋间神经
腹横肌	T_{12}	肋间神经

续表

肌肉	神经根	周围神经
股四头肌	L_2，$\underline{L_3}$，$\underline{L_4}$	股神经
髋内收肌	$\underline{L_2}$，$\underline{L_3}$，$\underline{L_4}$	闭孔神经
腘绳肌	L_5，$\underline{S_1}$，S_2	坐骨神经
胫前肌	$\underline{L_4}$，L_5	腓神经
拇长伸肌	$\underline{L_5}$，S_1	腓神经
腓肠肌	S_1，S_2	胫神经
足拇展肌	S_1，S_2	胫神经
肛门括约肌	S_2，S_3，S_4	阴部神经

注：下划线表示通常情况下的优势神经根

3. 肌电图（electromyography，EMG）

肌电图（electromyogrphy，EMG）是神经支配肌肉活动时产生的电活动，通常可记录到多个肌肉运动单元电位的总和。术中可通过电极拾取，经电子记录装置放大后，以定性定量的方式检测不同情况下的肌肉收缩时发生的电生理活动。术中神经根监护的目的：判断神经根减压是否充分，并在手术操作中保护神经根。

二、术中神经电生理监测的麻醉相关问题

（一）麻醉的诱导与维持方案

1. 麻醉诱导的目的是让患者平稳地入睡，进入麻醉状态，并减轻气管内插管时的全身反应。

2. 麻醉诱导可以应用丙泊酚、麻醉性镇痛药。如果需要使用肌松药需选择中短效或者可以被迅速拮抗的肌松药物（如司可林或罗库溴铵）。

3. 维持麻醉推荐采用全凭静脉麻醉方案（total intravenous anaesthesia，TIVA）。如果患者术中需要接受运动诱发电位的监测，应避免使用吸入麻醉，因为吸入麻醉药会抑制运动诱发电位。

4. 需要转俯卧位手术的患者完成气管插管后，应该对气管插管进行可靠的固定。

5. 需要接受运动诱发电位监测的患者，因存在牙齿、牙龈损伤的风险，应常规进行口腔内牙齿情况的检查并明确：①牙齿有无缺损和松动，松动或者脱落牙齿的数量和具体位置；②有无佩戴可以摘除的假牙或者牙套；③建议在口腔后部臼齿之间放置垫块，因为运动诱发电位的电刺激可以引起咬肌的痉挛，导致口腔的强力闭合，可能造成口内的损伤和气管插管的损伤。

（二）麻醉药物与神经电生理监测的关系

1. 镇静催眠药

①丙泊酚：丙泊酚是电生理监测手术期间维持麻醉最合适的催眠药物。但丙泊酚对于运动诱发电位信号的抑制仍然具有剂量依赖性，因此推荐丙泊酚的泵入控制在4~6 mg/（kg·h）以内。

②苯二氮䓬类：抗焦虑剂量的苯二氮䓬类药物对体感诱发电位和运动诱发电位的影响很小，但高剂量的苯二氮䓬类药物导致运动诱发电位幅度显著降低，并以剂量依赖的方式增加阈值。

2. 阿片类药物

阿片类药物单独使用时，只会导致小的皮质抑制作用影响术中电生理监测。阿片类药物是平衡麻醉的基石，通过术中与催眠药物的协同作用，它们发挥多重作用。首先，它们最大限度地减少对手术刺激的肾上腺素能自主神经反应，从而确保术中血流动力学的稳定性，并最大限度地减少围手术期的手术应激反应。此外，它们增强了催眠药物的作用，从而减少了催眠药物的剂量，减轻了催眠药物的不良反应。

3. 挥发性麻醉药物

吸入麻醉剂在临床相关剂量下使用时，会导致体感诱发电位和运动诱发电位振幅的显著剂量依赖性降低，这使得它们不适合作为术中电生理监测手术期间维持麻醉的药物。当挥发性麻醉药最小肺泡浓度（MAC值）小于0.5时，使用更高强度和更多的脉冲刺激可以部分克服这种抑制作用，但随着药物剂量增加这种作用的效果逐渐失效，建议围术期避免使用挥发性麻醉药。

4. 神经肌肉阻滞剂

所有的神经肌肉阻断药物都会阻碍神经肌肉连接信号的传递，从而以剂量依赖性的方式降低运动诱发电位振幅。目前推荐在麻醉诱导时使用短效或者中时效的肌肉松弛药，以利于气管插管，术中不再追加肌松药，运动诱发电位监测期间应避免使用肌松药。管理目标是监测期间保持4个成串刺激比值（train-or-four ratio，TOFr）>0.75。

5. 右美托咪定

对于需要接受运动诱发电位监测的患者，低剂量的右美托咪定可能是安全的，但是高剂量的右美托咪定会抑制运动诱发电位监测，因此围术期应采用低剂量持续泵入方式。

6. 利多卡因

利多卡因可以作为全凭静脉麻醉的佐剂安全的应用，它的应用有利于术后镇痛及减少其他麻醉药使用的剂量。

7. 氯胺酮

氯胺酮可以作为全凭静脉麻醉的佐剂安全的应用，它的应用有利于术后镇痛及减少其他麻醉药使用的剂量，尤其适用于有慢性疼痛的患者。

8. 舒更葡糖

在需要接受电生理检测的患者中，舒更葡糖可以快速有效地逆转罗库溴铵的肌松作用。

（三）术中管理

1. 呼吸管理

严重和持续的低氧或低碳酸血症（如动脉 CO_2 分压 <20 mmHg）会导致体感诱发电位潜伏期增加，幅度减小。

2. 循环管理

术中循环管理的核心目标是维持血压的稳定，并维持良好的脊髓灌注，尽量避免血压波动对术中神经电生理监测产生影响。

3. 术中体温管理

对于电生理监测而言，过低的体温会影响轴突传导速度，从而增加皮层体感诱发电位和脊髓运动诱发电位的潜伏期，并造成运动诱发电位的振幅减小。术中应常规监测病人体温直至术后，可以借助加温床垫、加压空气加热（暖风机）或循环水服加温系统、输血输液加温装置等，维持病人体温不低于36 ℃。

4. 血液管理

急性红细胞压积（HCT）降低于15%会导致体感诱发电位的振幅逐渐下降和潜伏期延长。这种影响可以通过输血来逆转，建议遵循围手术期输血指南，将血红蛋白水平保持在合理范围内。

（四）电生理监测异常情况下的麻醉优化处理方案

1. 检查麻醉用药是否改变，是否应用了肌松药，监测TOF，必要时应用肌松拮抗剂进行逆转。

2. 通过麻醉深度监测（如BIS）或者心率、血压的改变重新评估麻醉深度。

3. 检查肢体位置，防止神经丛瘫痪。

4. 优化生理参数：

a. 升高血压，平均动脉压大于60 mmHg或相对基线值升高20%。

b. 维持最适合的氧合、通气状态，维持呼气末二氧化碳（ETCO$_2$）35~40 mmHg。

c. 检查血红蛋白（Hemoglobin，Hb）水平或红细胞压积，目标Hb大于9~10 g/dL或红细胞压积>30%。

d. 确保体温达到正常水平，或至少达到35 ℃以上。

如果术中神经电生理监测结果仍没有好转可以继续进行如下调整：

5. 适度减浅麻醉。

6. 增加佐剂如低剂量的氯胺酮。

如果采取如上措施术中神经电生理监测结果依然没有改善，可以进行唤醒实验排除假阳性结果。

（五）唤醒实验

所有脊柱外科手术术前均需做好唤醒实验准备，具体方案如图5-1：

（1）诱导前跟患者讲述唤醒实验的过程并进行演练。"您好，术中我们可能因为手术需要进行术中唤醒，我们会叫醒您，您不会感觉到疼痛或者其他不适，但是眼睛因为粘贴了保护性凝胶导致无法睁开，嘴里有气管插管导致您无法说话，并且在术中因为手术体位您可能处于俯卧位状态。请您不要乱动，不要试图睁眼或者说话，不要向外吐出气管插管，那样会影响您的生命安全，您清醒后请根据我的指令完成动手、动脚的指定性动作。"沟通完毕后嘱患者进行实验模拟，闭眼，分别完成手部和腿部运动，以及足踝关节的趾屈，背屈的动作。术前的沟通和演练是极其重要的准备工作。

（2）唤醒实验前30 min停用肌松药。

（3）唤醒实验前5~10 min分钟停用丙泊酚，但仍保持小剂量的瑞芬太尼泵入镇痛。

（4）唤醒实验期间呼叫患者的名字并询问患者是否可以活动手指或者脚趾。脊柱外科手术团队中应用专门人员观察患者的手脚运动情况。如果2 s内患者没有做出指令性动作，10 s后重复以上过程。

（5）如果患者苏醒后能够完成指令性动作则恢复正常麻醉深度，直至手术结束。

唤醒实验开始前30 min

↓ T_1

唤醒实验开始前5~10 min

↓ T_2

唤醒实验开始

↓ T_3

唤醒实验结束

↓ T_4

手术结束

图5-1　术中唤醒实验流程图

注：T_1唤醒实验前30 min停用肌松药；T_2唤醒实验前5~10 min停用丙泊酚并降低瑞芬太尼泵入剂量；T_3唤醒实验开始，患者苏醒后根据指令性言语完成手指或者脚趾的运动；T_4唤醒实验结束恢复正常的麻醉深度直至完成手术。

（六）苏醒期及麻醉恢复室管理

术后监测完毕后逐一取出所有针电极，并检查其完整性，避免电极折断留在体内对患者或医务人员造成意外伤害。

早期苏醒可以立即评估患者术后的神经肌肉功能，并在术后第一时间发现可能存在的问题。

（七）儿童患者应用术中神经电生理监测的相关问题

脊柱外科领域所有应用于成人的术中神经电生理监测技术，原则上均适用于儿童患者，但是考虑到婴幼儿运动系统仍然在发育和成熟的过程中，术中神经电生理监测的应用的确存在一些局限性。

（八）电生理监测的并发症

在接受电生理监测的38 915名患者中，共有167名患者出现169种并发症，发生率为0.43%。电生理监测的并发症发生机率由高到低分别为舌咬伤、嘴唇咬伤、口腔黏膜咬伤、牙齿折断、气管插管断开、牙齿移位、脱发、鼻出血、心律失常、窦缓和癫痫发作。总体而言，电生理监测是脊柱外科中非常安全的监测手段。

拓展阅读

[1] Sahinovic MM，Gadella MC，Shils J，et al. Anesthesia and intraoperative neurophysiological spinal cord monitoring[J]. Curr Opin Anaesthesiol，2021，34（5）：590-596.

[2] Walker CT，Kim HJ，Park P，et al. Neuroanesthesia guidelines for optimizing transcranial motor evoked potential neuromonitoring during deformity and complex spinal surgery：a delphi consensus study[J]. Spine，2020，45（13）：911-920.

[3] 中国康复医学会脊柱脊髓专业委员会脊柱外科神经电生理学组. 规范化脊柱外科术中神经电生理监测技术的专家共识[J]. 中国脊柱脊髓杂志，2019，29（10）：944-954.

[4] 中国医师协会神经外科医师分会神经电生理学组. 脊髓脊柱手术中神经电生理监测专家共识（2022版）[J]. 中华神经外科杂志，2022，38（4）：329-335.

[5] Revilla-Pacheco F，Watanabe S，Rodríguez-Reyes J，et al. Transcranial electric stimulation motor evoked potentials for cervical spine intraoperative monitoring complications：systematic review and illustrative case of cardiac arrest[J]. Eur Spine J，2022，31（10）：2723-2732

第6章　麻醉诱导与维持

吸入麻醉药会对电生理监测产生影响，如果脊柱外科病人术中需要接受电生理监测，建议采用全凭静脉麻醉（total intravenous anesthesia，TIVA）方案。全凭静脉麻醉包括麻醉诱导、维持和恢复三个阶段。

（一）麻醉诱导

1. 丙泊酚的麻醉诱导剂量 2 mg/kg，一般患者用 1 mg/kg 即可意识消失，剩下的半量可以在气管插管时视患者的全身情况和对麻醉药的反应酌情给予。个体化靶浓度控制静脉自动输注系统（TCI）模式诱导时，丙泊酚血浆靶浓度一般设定为 4~6 μg/mL，复合用药诱导时丙泊酚血浆靶浓度可设定为 3.0~3.5 μg/mL。观察并记录个体意识消失时的效应室浓度（calculated effect site concentration at loss of consciousness，Ce LOC）。对于危重症和心血管功能不全患者建议采用阶梯法诱导或在 BIS 指导下调整血浆靶浓度。

2. 阿片类药物在麻醉诱导中的作用主要是减弱气管插管引起的应激反应，也与镇静催眠药发挥协同作用。芬太尼常用剂量 2~4 μg/kg，舒芬太尼常用剂量为 0.2~0.4 μg/kg（二者效价比为 10∶1）。在抑制气管插管的心血管反应上，等效剂量的不同阿片类药之间作用相近。麻醉诱导药物的合理给药顺序，使各诱导药物在气管插管时同时达到各自最大效应，比选择阿片类药的种类和剂量更为重要（表6-1）。

表6-1　单次给药的起效时间（min）

药物	起效时间
丙泊酚	2.2
依托咪酯	2.0
咪达唑仑	2.8
芬太尼	3.6
阿芬太尼	1.4
舒芬太尼	5.6
瑞芬太尼	1.6

3. 肌肉松弛药：全凭静脉麻醉更适用中短效肌肉松弛药，例如维库溴铵、罗库溴铵、顺阿曲库铵等。临床应用中需注意，静脉麻醉药与吸入麻醉药不同，不能增强肌肉松弛药的作用。

（二）麻醉维持

1. 丙泊酚麻醉维持输注速率为 4~10 mg/(kg·h)，具体用量依据麻醉医师的经验和个体的病情、生命体征、手术刺激强弱变化来判断和调整。推荐使用神经电生理方法监测麻醉深度，例如维持 BIS 值 40~60。丙泊酚 TCI 维持麻醉时，推荐靶浓度维持在略高于个体意识消失时的效应室浓度（通常 0.5~1.0 μg/mL）。对不同的手术刺激强度，主要靠调节镇痛药物浓度来达到合适的麻醉深度。

2. 芬太尼不适合持续输注维持麻醉，推荐术中间断给药。

3. 舒芬太尼维持麻醉的输注速率为 0.25~1.00 μg/(kg·h)。要注意，当术后即刻需拔出气管导管时，舒芬太尼持续输注的速率不得超过上限，输注时间不宜超过 3~4 h。手术结束前 30~40 min 停止输注舒芬太尼。舒芬太尼 TCI 维持麻醉时效应室浓度为 1~3 ng/mL，遇强烈伤害性刺激时可调至 5 ng/mL，也需要提前 30~40 min 停药。间断给予舒芬太尼时剂量为 2.5~10.0 μg。

4. 瑞芬太尼输注速率在 0.1~1.0 μg/(kg·min)，麻醉医师根据手术刺激和个体反应程度来调节。由于起效快，加深或减浅其作用十分迅速。麻醉维持常用的瑞芬太尼输注速率为 0.2~0.4 μg/(kg·min)。瑞芬太尼 TCI 麻醉维持时，效应室靶控浓度为 1~8 ng/mL。

5. 肌肉松弛药不适于 TCI 方法。通常间断用药或持续输注。

（三）麻醉恢复

药物浓度在体内下降的快慢主要取决于药物消除半衰期的长短，单次给药后，经过 4~5 个半衰期，体内的药物基本排除。

阿片类药物长时间持续输注后，时－量相关半衰期不同于药物消除半衰期。舒芬太尼的药物消除半衰期比阿芬太尼长，但持续输注 4 h 后，舒芬太尼较阿芬太尼排出要快。瑞芬太尼长时间（10 h）持续输注，时－量相关半衰期不变，停药后数分钟即恢复。

丙泊酚意识恢复时的效应室浓度基本等于意识消失时的效应室浓度，可据此准确预测个体苏醒所需要的时间。

全凭静脉麻醉被列为术中知晓的危险因素。全凭静脉麻醉中宜监测麻醉深度，如维持BIS值40~60，可显著降低术中知晓的发生。

（四）全凭静脉麻醉在特殊人群中的应用

1. 老年患者全凭静脉麻醉方案

诱导宜逐步加大药物剂量并推荐全程麻醉深度监测，避免麻醉过深，可酌情使用血管活性药物。

2. 小儿患者全凭静脉麻醉方案

（1）不推荐在2月龄以下小儿麻醉中应用丙泊酚。在低体重、合并先天性心脏病及严重系统性疾病患儿麻醉中，丙泊酚应格外慎重。

（2）小儿丙泊酚药代动力学与成人差异较大，且年龄越小差异越明显。建议应用具有小儿模式的专用TCI系统。小儿丙泊酚TCI诱导，血浆靶浓度设定为4~6 μg/mL，维持浓度3.0~3.5 μg/mL。严密监控呼吸、循环功能指标和麻醉深度。

（3）其他需要注意的用药禁忌包括：①芬太尼：可安全应用于新生儿；②舒芬太尼：2岁以上儿童可以应用；③瑞芬太尼：2岁以上儿童可以应用；④罗库溴铵：可安全用于新生儿；⑤顺阿曲库铵：1个月以上的儿童可以应用；⑥咪达唑仑：6个月以上儿童可以应用；⑦利多卡因：2岁以上儿童可以应用。

（4）BIS监测3月龄以上小儿患者麻醉深度具有可行性。

（5）丙泊酚的注射痛易致小儿严重躁动，可在输注丙泊酚前给予适量利多卡因或经大静脉输注以降低注射痛，预防和减少躁动的发生。

拓展阅读

[1] Walker CT，Kim HJ，Park P，et al. Neuroanesthesia guidelines for optimizing transcranial motor evoked potential neuromonitoring during deformity and complex spinal surgery：a delphi consensus study[J]. Spine，2020，45（13）：911-920.

[2] Sahinovic MM，Gadella MC，Shils J，et al. Anesthesia and intraoperative neurophysiological spinal cord monitoring[J]. Curr Opin Anaesthesiol，2021，34（5）：590-596.

[3] 中华医学会麻醉学分会全凭静脉麻醉专家共识工作小组. 全凭静脉麻醉专家共识[J]. 中华麻醉学杂志，2016，36(6)：641-649.

[4] Zhang JM，Wang F，Xin Z，et al.Treatment of different-aged children under bispectral index monitoring with intravenous anesthesia with propofol and remifentanil[J]. Eur Rev Med Pharmacol Sci，2015，19(1)：64-69.

[5] 唐琳，李碧，武海艳，等. 山东省超药品说明书用药专家共识（2022版）系列——儿科超药品说明书用药专家共识[J]. 中国合理用药探索，2022，19(11)：33-45.

[6] 中华医学会儿科学分会临床药理学组,《中华儿科杂志》编辑委员会. 中国儿科超说明书用药专家共识[J]. 中华儿科杂志，2016，54(2)：101-103.

第7章　准备工作管理

一、气管插管的固定

需要转俯卧位手术的患者完成气管插管后，应该对气管插管进行可靠的固定。方法包括在常规进行气管插管固定之外再额外覆盖一层防水的粘贴巾，或使用胶布加扁带进行双重固定。

二、眼部保护

视力丧失是脊柱手术最严重的眼部并发症。脊柱手术应在快速诱导后、气管插管前就进行眼睑遮挡，以降低角膜外伤的风险；采用医用硅胶眼贴或胶带粘贴可保证眼睑闭合；俯卧位脊柱手术中应适当使用有缺口的头枕，以保证患者眼球不直接受压；术中需定期评估患者上下眼睑是否对位及眼睑闭合的效果等。

三、手术区域感染预防

手术区域感染是灾难性的，肥胖是术后感染的危险因素。术前应进行皮肤准备，仔细检查切口区域皮肤有无毛囊炎，疖、痈等皮肤破损。推荐脊柱手术在手术日之前不常规预防性使用抗生素，切皮前30~60 min内给予静脉输注第二代头孢类抗生素如头孢呋辛1.5 g。对头孢过敏患者可应用抑菌类抗生素克林霉素。若手术时间长于3 h或两倍药物半衰期以及估计出血量>1500 mL，术中可追加1.5 g头孢呋辛。术后继续应用第二代头孢预防感染，如无体温升高或明确感染，72 h后可不再应用抗生素。

消毒铺巾：如患者术区皮肤毛发浓密者，进手术室后再进行毛发刮除。手术消毒前应用含酒精的清洗剂刷洗手术区域肢体或躯干部位皮肤5 min以上，再用含碘液消毒手术区域皮肤，范围至少覆盖手术切口外20 cm。严格铺巾后，手术区域需贴含碘无菌手术薄膜以降低切口邻近区域毛囊腺内定植细菌污染。

术野生理盐水冲洗：手术时间超过 30 min 时，每 15~30 min 用生理盐水冲洗术野 1 次（总量 3 000 mL 以上）是降低术后感染风险的重要措施，特别在安装内固定材料前和关闭深筋膜前用大量生理盐水冲洗，并应清除无血供和游离失活的组织。

四、手术体位

不同的手术方式需要不同的体位摆放。颈椎前路手术患者采取水平仰卧位，对于脊髓压迫严重、椎管侵占率高的患者，应在轻度镇静状态下摆放体位，使颈椎置于中立位，避免过伸，颈椎后路手术患者采取俯卧位，Mayfield 头架固定颅骨，保证头在身体最高位，上身抬高 20°~30°，腹部悬空避免受压，以降低椎管内静脉丛压力减少术中出血，腰椎后路手术一般采取俯卧位。俯卧位脊柱手术患者术中皮肤压力性损伤的发生率可高达 23%。术中获得性压力性损伤是指术后 48~72 h 出现并与手术部位有关的任何与压力相关的组织损伤（表现为指压不变白的红斑、皮肤变紫色或水疱等）。高风险部位有额面、下颌、前胸部、髂嵴、膝部等。器械相关压力性损伤指器械直接或间接接触皮肤，形成局部压力使表层与深层组织相互挤压变形而发生的压力性损伤。在术中和麻醉恢复室中，可导致器械相关压力性损伤的医疗器械和非医疗器械有各类面罩、导管和引流管、支撑和固定装置、监测装置、局部压迫和深静脉血栓预防装置、假肢和矫形装置、院内家具、腕带、医护人员掉在床上的物品等。手术和麻醉苏醒期预防皮肤压力性损伤的主要措施包括预防性应用辅料和减压垫进行保护性干预，关注受压点局部结构，正确安置体位，维持适宜的皮肤温度并保持干燥，术中加强巡视，在手术操作和患者允许的情况下每 2 小时对受压部位进行评估和适当调整，术后对受压部位进行减压等。

五、静脉输液

脊柱手术患者存在多种静脉输液相关并发症的风险，主要包括血管穿刺失败、输液相关静脉炎和外渗、静脉留置针脱出等（表7-1~表7-3）。高龄是影响外周静脉血管通路穿刺成功率的主要危险因素，随着患者年龄的增加，穿刺成功率显著下降。年龄>60岁、合并糖尿病等慢性疾病、血管和皮下组织的变化、术中输注血管刺激性大的药物是导致输液相关静脉炎、输液外渗的患者因素和化学因素。术中更换体位、麻醉苏醒期躁动均可导致静脉留置针脱出。推荐选择上臂静脉进行穿刺，采用近红外光技术、血管超声等血管可视化设备提高外周血管穿刺成功率。术中需持续评估穿刺肢体，外周静脉留置针建议保留时间不超过96 h，拔除外周静脉留置针后监测穿刺部位48 h。如果患者需要在俯卧位状态下完成手术，翻身前应对静脉输液进行完善的固定，避免静脉输液留置针在体位改变过程中脱出，翻身过程可临时断开输液管路，体位调整完成后，重新连接。对于预期出血量大于10%血容量或400 mL的患者，术前可建立多个16 G以上静脉输液通路或建立深静脉输液通道。

表7-1　静脉炎分级标准量表

等级	临床标准
0	没有症状
1	穿刺部位发红，伴有或不伴有疼痛
2	穿刺部位疼痛伴有发红和（或）水肿
3	穿刺部位疼痛伴有发红
	条索状物形成
	可触摸到条索状的静脉
4	穿刺部位疼痛伴有发红疼痛
	条索状物形成
	可触摸到条索状的静脉，其长度>2.54 cm
	脓液流出

表7-2　药物渗出与外渗分级标准

级别	临床标准
0	没有症状
1	皮肤发白，水肿范围的最大处直径<2.5 cm，皮肤冰凉，伴有或不伴有疼痛
2	皮肤发白，水肿范围的最大处直径在2.5～15.0 cm，皮肤冰凉，伴有或不伴有疼痛
3	皮肤发白，半透明状，水肿范围的最小处直径>15.0 cm，皮肤冰凉，轻到中等程度的疼痛，可能有麻木感
4	皮肤发白，半透明状，皮肤紧绷，有渗出，可凹性水肿，皮肤变色，有瘀斑、肿胀、水肿，范围最小处直径>15.0 cm，循环障碍，中度到重度疼

表7-3　药物外渗损伤分期（WHO）

分期	临床表现
Ⅰ期（局部组织炎性反应期）	局部皮肤发红、肿胀、发热、刺痛，无水泡和坏死
Ⅱ期（静脉炎性反应期）	局部皮下组织出血或水泡形成，水泡破溃组织苍白形成浅表溃疡
Ⅲ期（组织坏死期）	局部皮肤变性坏死、黑痂、深部溃疡、肌腱、血管、神经外露或伴感染

拓展阅读

[1] Pooley SM，Pitchers G，Burford C. Tracheal tube connector fracture during ventilation in the prone position[J]. Anaesth Rep，2023，11(1)：e12221.

[2] Nickels TJ，Manlapaz MR，Farag E. Perioperative visual loss after spine surgery[J]. World J Orthop，2014，5(2)：100-106.

[3] Epstein NE. How to avoid perioperative visual loss following prone spinal surgery[J]. Surg Neurol Int，2016，7(13)：S328-30.

[4] Sahinovic MM，Gadella MC，Shils J，et al. Anesthesia and intraoperative neurophysiological spinal cord monitoring[J]. Curr Opin Anaesthesiol，2021，34(5)：590-596.

[5] 米元元，蔡喆燚，刘静，等.非气管插管患者清醒俯卧位实施策略中国专家共识（2023）[J].中华危重病急救医学，2023，35（4）：337-351.

[6] 北京医学会骨科分会老年学组，中华医学会麻醉学分会老年人麻醉学组.高龄患者脊柱融合术加速康复外科临床实践专家共识[J].中华医学杂志，2023，103（27）：2082-2094.

[7] Scott JD，Forrest A，Feuerstein S，et al. Factors associated with postoperative infection[J]. Infect Control Hosp Epidemiol，2001，22（6）：347-351.

[8] Vandenberg C，Niswander C，Carry P，et al. Compliance with a comprehensive antibiotic protocol improves infection incidence in pediatric spine surgery[J]. J Pediatr Orthop，2018，38（5）：287-292.

[9] 北京医学会骨科分会老年学组，中华医学会麻醉学分会老年人麻醉学组.高龄患者脊柱融合术加速康复外科临床实践专家共识[J].中华医学杂志，2023，103（27）：2082-2094.

[10] Lv L，Zhang J. The incidence and risk of infusion phlebitis with peripheral intravenous catheters：a meta-analysis[J]. J Vasc Access，2020，21（3）：342-349.

[11] 中华护理学会静脉输液治疗专业委员会.静脉导管常见并发症临床护理实践指南[J].中华现代护理杂志，2022，28（18）：2381-2395.

第8章 俯卧位体位管理

脊柱外科手术很多情况下需要在俯卧位条件下进行。体位改变过程中有很多细节和注意事项。

一、翻身前的评估

1. 评估患者的生命体征是否稳定，能否耐受体位改变。

2. 评估机械通气模式、潮气量、气道压力、报警限设置等参数。

3. 使用风险评估量表评估压力性损伤的风险，高风险部位应使用减压工具或器械进行保护。

4. 应评估患者的管路种类及固定情况，宜夹闭尿管、胃管等非紧急管路。

5. 应保持气道通畅，双重固定气管插管（图 8-1），维持气囊压力 25~30 cmH$_2$O。

6. 检查有无松动的牙齿并进行保护，充分清理口鼻腔、气道分泌物，呼吸机纯氧通气 2 min 增加患者翻身过程中的血氧储备。

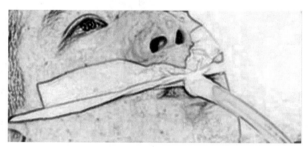

图 8-1 胶布加扁带双重固定气管插管
引自：成人重症患者俯卧位机械通气护理专家共识

二、翻身过程

1. 应由至少 5 名操作者执行，其中麻醉医生负责患者头部的翻转、固定人工气道（图 8-2）。若患者正在接受 CRRT、ECMO 等治疗，宜增加操作者 1~2 名。

2. 宜选择最重要管路的对侧作为翻身方向。

3. 应去除患者前胸位置的电极片，宜保留有创血压和血氧饱和度监测。翻身过程中，应实时监测血氧饱和度、心率及血压。

4. 翻身过程中，应由麻醉医生发号施令，指挥整个翻身过程。

5. 将患者置于平卧位，左右双侧同时夹心式卷曲翻身单并固定患者。

6. 将患者向翻身方向对侧平移至床沿，由平卧位调整为90°侧卧位，由90°侧卧位调整为俯卧位。

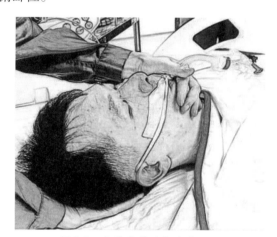

图8.2　气管导管固定手法
引自：成人重症患者俯卧位机械通气护理专家共识

三、俯卧位完成后

1. 应确定人工气道固定完善，通气顺畅，呼吸机参数设定正确。手术过程中密切观察呼吸管路避免脱管。

2. 在背部非手术区域对应位置贴电极片进行持续心电监护，并在术中持续进行生命体征监测。

3. 应开放之前所夹闭的管道，保持全身管道的通畅及固定。

4. 对于体位改变后发生低血压的患者，可进行扩容或应用血管活性药进行干预。

5. 应避免眼球受压，眼睑应保持闭合。

6. 通气策略：建议采用保护性肺通气策略。

7. 返流误吸：俯卧位机械通气期间，应避免腹部受压，每次调整体位后均需检查腹部受压情况。对于已经留置胃管的患者，建议定时回抽胃液以监测胃部残留量。

8. 应使胸腹部悬空，避免胸腹部受压影响呼吸和大血管循环，同时降低椎管内静脉丛压力以减少出血。可根据患者躯干宽度及长度采用改良的体位条形啫喱垫或琼脂垫对受力位点进行保护，避免压疮的同时减少手术患者血流变化影响，降低术中出血量，减少体位并发症。

四、脊柱手术俯卧位过程中并发症预防

1. 非计划性拔管

（1）翻身前，应检查管路固定情况。

（2）管路应预留足够的长度和灵活性，必要时使用延长管。对于输液管路可进行暂时性的封管。

（3）翻身过程中，操作者动作应保持同步，避免不必要的管路牵扯。

（4）翻身结束后，应立即妥善固定导管，避免发生牵拉、移位、打折、渗漏和脱落等情况。定时检查管道连接是否紧密，保证管路的密闭性和通畅性。

2. 压力性损伤

推荐患者体位摆放以最小的骨隆突接触面和最大化的压力分布为原则。建议在翻身前评估患者皮肤受压区域及压力性损伤发生风险，重点关注常见的受压部位，包括眼部、耳廓、管路接触的皮肤/黏膜、男性阴茎。可根据情况选用水胶体敷料、薄型软质泡沫硅胶敷料保护受压处皮肤（图8-3）。

3. 管路管理

气管插管注意勿压迫口唇。携带引流管患者应放置引流袋至重力引流位置，避免引流管受压导致条索性压伤。

4. 避免颜面部水肿

（1）给予保护敷料或垫高头部15~30度可减少水肿的发生。

（2）若水肿严重，可根据皮肤恢复情况，确定除去保护敷料的时机，以免造成水肿部位皮肤撕裂伤。

（3）俯卧位期间，患者易发生眼睑松弛、眼球凸出、眼睑和球结膜水肿等并发症，应做好眼部保护，及时使用眼部保护贴、涂眼药膏等。

5. 神经麻痹及损伤的预防

俯卧位过程中一旦发生神经麻痹或损伤会对患者预后产生不良影响。因此，俯卧位时应妥善安置患者四肢的位置，确保患者舒适，避免压迫臂丛神经，必要时及时调整肢体位置。保护患者关节功能，肢体采取自然屈曲功能

体位，肩部外展不超过90°，避免极度屈曲外旋，同时定时改变受压点，减轻神经肌肉张力或损伤。

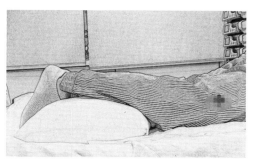

图8-3 双小腿下垫软枕，膝关节使用减压工具保护，足趾避免受压
引自：成人重症患者俯卧位机械通气护理专家共识

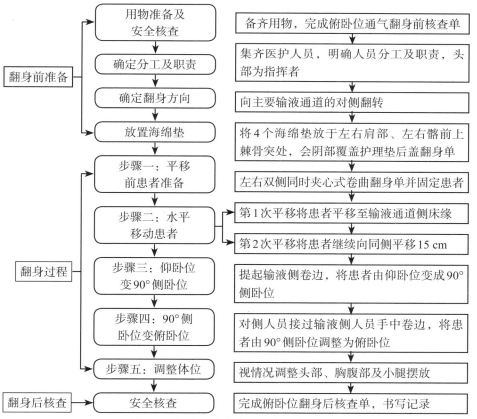

图8-4 仰卧位到俯卧位翻身操作流程图
引自：成人重症患者俯卧位机械通气护理专家共识

五、脊柱手术俯卧位过程中严重并发症的处理

1. 俯卧位手术心跳骤停的抢救：（1）对于俯卧位时发生心脏骤停的患者，如果已建立高级气道，立即转为仰卧位不可行或会对患者造成重大危害，则在患者仍处于俯卧位时可以立即进行心肺复苏。（2）有创血压监测和连续呼气末二氧化碳（$ETCO_2$）监测或有助于确定俯卧位按压是否会产生足够的灌注，以及将患者转为仰卧位的最佳时间。（3）对于俯卧位时发生心脏骤停且没有建立高级气道的患者，建议尽快将患者转为仰卧位并开始心肺复苏。（4）对于处于俯卧位的心脏骤停患者，如果不能立即仰卧，并为可除颤心率，可进行俯卧位除颤。

2. 俯卧位脱管：表现为呼吸机辅助机械通气患者出现气道压力波形压低、二氧化碳波形不典型，查看气管导管发现门齿外气管导管过长，可能伴随脉氧饱和度下降。此时需要重新建立气道，尽快恢复机械通气。为防止脱管，可在固定气管导管时覆盖一层防水的粘贴巾，变动体位时应暂时断开呼吸回路，术中可间断检查呼吸回路是否连接紧密、呼吸参数是否正常、气管导管是否受外力牵拉等。脱管一旦发生，在关注病人生命体征的同时也要防止反流和误吸的发生。

3. 围术期视力丧失（POVL）：是极具破坏性且不可治疗的，预防是关键。在翻身变成俯卧位后立即查看患者眼部是否受压，方法包括直视、使用可视喉镜或者手机的前置摄像头进行拍照等，以避免因受压造成眼内压增高，使视神经缺血坏死或者视网膜血液循环受阻形成血栓造成失明（图8-5，图8-6，图8-7）。术中如需进行运动诱发电位监测，可能因为电刺激导致患者头部移位，应定期检查眼部是否受压，尤其在运动诱发电位监测完成后。对于合并肥胖、青光眼、糖尿病等危险因素的患者应谨慎应对，可在硅胶头托内放置压力传感器，将头尽可能保持正中向前位且抬高10°来进一步预防。

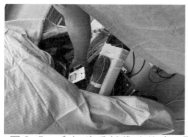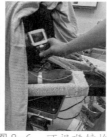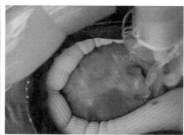

图8-5　手机前置摄像头检查患者眼部是否受压　　图8-6　可视喉镜检查患者眼部是否受压　　图8-7　手机前置摄像头检查患者眼部是否受压并拍照留证

拓展阅读

[1] Lin S，Hey H，Lau E，et al. Prevalence and predictors of pressure injuries from spine surgery in the prone position：do body morphological changes during deformity correction increase the risks？[J]. Spine，2017，42(22)：1730-1736.

[2] Wyckoff MH，Singletary EM，Soar J，et al.2021 International Consensus on Cardiopulmonary Resuscitation and Emergency Cardiovascular Care Science With Treatment Recommendations：Summary From the Basic Life Support；Advanced Life Support；Neonatal Life Support；Education，Implementation，and Teams；First Aid Task Forces；and the COVID-19 Working Group[J]. Resuscitation，2021，169：229-311.

[3] Pooley SM，Pitchers G，Burford C. Tracheal tube connector fracture during ventilation in the prone position[J]. Anaesth Rep，2023，11(1)：e12221.

[4] Nickels TJ，Manlapaz MR，Farag E. Perioperative visual loss after spine surgery. World J Orthop，2014，5(2)：100-106.

[5] Epstein NE. How to avoid perioperative visual loss following prone spinal surgery[J]. Surg Neurol Int，2016，7(13)：328-330.

[6] 米元元，蔡喆燚，刘静，等. 非气管插管患者清醒俯卧位实施策略中国专家共识（ 2023)[J]. 中华危重病急救医学，2023，35(4)：337-351.

[7] 中华护理学会内科专业委员会，四川大学华西循证护理中心，罗云婷，等. 成人急性呼吸窘迫综合征患者清醒俯卧位护理专家共识[J]. 中华护理杂志，2023，58(15)：1797-1801.

第9章　呼吸管理

围术期肺保护性通气策略对于减少脊柱外科术后肺部并发症（PPCs），改善病人术后转归具有重要意义。

一、肺保护性通气策略及实施

肺保护性通气策略是指在维持机体充分氧合的前提下，为防止肺泡过度扩张和萎陷，减少呼吸机相关肺损伤的发生率，从而保护和改善肺功能、减少肺部并发症和降低手术患者死亡率的呼吸支持策略。

1. 小潮气量通气

通过小潮气量通气以降低肺通气驱动压，是肺保护性通气策略的基础。目前推荐使用6~8 mL/kg（理想体重）潮气量。长时间小潮气量通气可能导致CO_2蓄积，继而引起高碳酸血症，建议$PaCO_2$上升速率应<10 mmHg/h、$PaCO_2$<65 mmHg（1 mmHg = 0.133 kPa），同时维持血pH>7.20。

2. 最佳呼气终末正压（PEEP）

PEEP是指控制呼吸时呼气末气道压（Paw）不降低到零，而仍保持一定正压水平的一种通气方式。最佳PEEP指能达到最佳气体交换和最小循环影响的PEEP。可以通过最佳氧合法进行设定：开始设置PEEP 3~5 cmH_2O，根据氧合情况每次增加2~3 cmH_2O，在FiO_2≤0.6时能满足PaO_2≥60 mmHg或PaO_2/FiO_2≥300 mmHg的PEEP为最佳PEEP。

3. 肺复张

肺复张是重新开放无通气或通气不足的肺泡而采取的增加跨肺压的过程，可有效改善氧合和呼吸系统的顺应性。

4. 低FiO_2

一般认为增加FiO_2可预防或纠正低氧血症，但FiO_2过高易造成吸收性肺泡萎陷，增加术后肺部并发症发生率。在维持充分氧合前提下，机械通气过程中及肺复张后应避免纯氧通气及不必要的高FiO_2。

5. 通气频率

小潮气量通气过程中为保证氧合，可在降低潮气量后逐渐增加通气频率至 15~20 次/min，但仍需警惕出现严重的高碳酸血症，尽量维持 $PaCO_2 \leqslant 65$ mmHg 和 pH 值 $\geqslant 7.20$。延长吸气时间能降低气道峰压（Ppeak），提高最佳肺顺应性。

6. 通气方式的选择与优化

（1）补偿性通气策略：潮气量补偿尤其适用于婴幼儿，其动态调节能改善最佳肺顺应性。压力控制-容量保证通气模式（PCV-VG）可通过恒定压力提供减速气流，对于预设潮气量采用最小正压，降低高呼气末气道压导致的潜在气道和肺泡损伤的同时，又能保证肺泡有效通气和换气。（2）机械通气模式优化：临床常采用压力控制通气（PCV）与容量控制通气（VCV）模式。压力控制通气具有较低吸气峰压，能改善氧合和肺功能；而容量控制通气能维持较高潮气量、较低吸气平台压。两种通气模式各有利弊，建议根据具体情况选择合适的通气模式。

二、俯卧位手术的围术期肺保护性通气策略

脊柱疾病患者往往需在俯卧位下完成手术。俯卧位手术常因患者体位改变引起胸、腹腔内压力上升导致腔静脉回流受阻。由于膈肌活动受限，肺活量及功能残气量下降，较其他手术患者更易发生呼吸循环障碍。俯卧位肺保护性通气策略提倡采取小潮气量通气，避免肺组织膨胀牵拉，以期达到减少肺损伤的目的，但可能由于通气不足，存在 CO_2 蓄积致高碳酸血症的风险。目前俯卧位手术主张采用在减小潮气量的同时加快通气频率，联合 PEEP 和肺复张的肺保护性通气策略。

三、肺隔离术

胸腔镜辅助脊柱前路手术基本都需要肺隔离和单肺通气，以利于手术操作。多采用双腔支气管导管（DLT）进行肺隔离。选择恰当大小的双腔支气管导管以及硅胶双腔支气管导管可减轻气道损伤和术后咽痛。当存在困难气道造成双腔支气管导管插管困难时，支气管封堵管可能是更好的选择。无论采用双腔支气管导管和支气管封堵管进行肺隔离，都推荐使用纤维支气管镜进行定位。

通气管理：通常采用肺保护性通气策略。双肺通气时，使用小潮气量 6~8 mL/kg（预测体重）、恰当的 PEEP 和肺复张手法。在单肺通气前，给予 100% 吸入氧浓度（FiO_2），可加快手术侧肺塌陷。单肺通气时，设置潮气量 4~6 mL/kg（预测体重）、PEEP 5~10 cmH_2O。气道峰压不超过 35 cmH_2O，气道平台压不超过 25 cmH_2O。$PaCO_2$ 通常维持在 35~45 mmHg（个别情况下可维持在 40~60 mmHg）。有研究显示，以驱动压为导向的通气策略可能更优。通气模式采用容量控制和压力控制通气均可，但存在发生肺损伤高危因素时，建议首先压力控制通气。给予维持 SpO_2>92% 的最低 FiO_2。

拓展阅读

[1] 中华医学会麻醉学分会"围术期肺保护性通气策略临床应用专家共识"工作小组. 围术期肺保护性通气策略临床应用专家共识[J]. 中华麻醉学杂志，2020，40(5)：513-519.

[2] Gala FDL，Pineiro P，Reyes A，et al.Postoperative pulmonary complications，pulmonary and systemic inflammatory responses after lung resection surgery with prolonged one-lung ventilation.Randomized controlled trial comparing intravenous and inhalational anaesthesia[J]. Br J Anaesth，2017，119(4)：655-663.

[3] Young CC，Harris EM，Vacchiano C，et al.Lung-protective ventilation for the surgical patient：international expert panel-based consensus recommendations[J]. Br J Anaesth，2019，123(6)：898-913.

[4] The Acute Respiratory Distress Syndrome Network，Brower RG，Matthay MA，et al.Ventilation with lower tidal volumes as compared with traditional tidal volumes for acute lung injury and the acute respiratory distress syndrome[J]. N Engl J Med，2000，342：1301-1308.

[5] 薄禄龙，卞金俊，邓小明. 手术患者肺保护性通气策略：国际专家组推荐规范的解读[J]. 国际麻醉学与复苏杂志，2020，41(5)：417-421.

[6] 支修益，刘伦旭，中国胸外科围手术期气道管理指南（2020版）编写委员会. 中国胸外科围手术期气道管理指南（2020版)[J]. 中国胸心血管外科临床杂志，2021，28(3)：251-262.

[7] Brassard CL，Lohser J，Donati F，et al. Step-by-step clinical managementof one-lung ventilation：continuing professional development[J]. Can J Anaesth，2014，61：1103-1121.

第10章　循环管理

术中循环管理的核心目标是维持血压的稳定，尽量避免波动。血压稳定能够减少渗血，提供清晰的手术视野，进而缩短手术时长，减少大量输液、输血和低体温的发生概率，内环境的稳定也容易维持，进入良性循环。尤其对于接受ponte截骨，以及需要处理横突和上下关节突的患者。

一、维持血压稳定

在手术的开始阶段，患者由于手术的伤害性刺激和应激容易发生高血压，维持血压稳定的具体方案如下：

1. 切皮过程前给予足量的阿片类镇痛药。

2. 适度加深麻醉。

3. 泵入或者静脉给予尼卡地平、硝酸甘油等血管活性药物控制血压。

二、提高平均动脉压的管理目标

对于以下情况，可适度提高平均动脉压的管理目标：（1）患者有严重心脑血管疾病、未控制的高血压、糖尿病晚期、肾功能不全等器质性疾病；（2）患者存在肺通气和换气功能障碍等氧供耗失衡情况；（3）患者有栓塞或血栓形成史；（4）脊柱矫形手术患者伴有术前脊髓功能异常；（5）术中无法获得有效脊髓监测信号；（6）手术操作本身对脊髓血供产生影响，如节段血管结扎、脊柱显著短缩等；（7）脊柱矫形手术的矫形操作阶段。

三、处理手术后期低血压

手术后期因为容量不足、出血等原因，往往会出现比较明显的低血压过程。术中低血压的风险主要是动脉压降低后导致的重要器官血供不足，对于脊髓供血不足可能导致神经功能损害。此时不要因为低血压而一味地减浅麻醉深度，应该将麻醉深度维持在合理水平。如果脊柱外科手术需要进行电生理监测，此时患者大多处于无肌松状态，过浅的麻醉会造成非预料的体动增加，对于脊柱手术的内固定植入过程，矫形过程以及脊髓保护都将是灾难性的后果。可以采取的处理措施包括及时的补充血容量，输入白蛋白，在符合输血指征的基础上及时输血和血浆，以及适当地应用可增加外周血管阻力的血管活性药物等。

拓展阅读

[1] 中国老年保健协会. 脊柱大手术围术期血液管理专家共识 [J]. 中国脊柱脊髓杂志，2022，32(11)：1049-1056.

[2] Verma K，Lonner B，Dean L，et al.Reduction of mean arterial pressure at incision reduces operative blood loss in adolescent idiopathic scoliosis[J]. Spine Deform，2013，1(2)：115-122.

[3] Yung E，Wong M，Williams H，et al. Blood pressure and heart rate response to posteriorly directed pressure applied to the cervical spine in young，pain-free individuals：a randomized，repeated-measures，double-blind，placebo-controlled study[J]. J Orthop Sports Phys Ther，2014，44(8)：622-626.

第11章　液体管理

液体治疗是脊柱外科病人围手术期治疗的重要组成部分，液体管理的目标是循环功能稳定，保障组织器官的有效灌注和氧供。

一、目标导向的液体治疗

对于围手术期病人，既应避免因低血容量导致的组织灌注不足和器官功能损害，也应注意容量负荷过多所致的组织水肿。建议采用目标导向液体治疗（goal-directed fluid therapy，GDFT）：目标导向液体治疗指根据病人性别、年龄、体重、疾病特点、术前全身状况和血循环容量状态等指标，采取个体化补液方案。基本原则是按需而入，控制补液总量及补液速度，重视心肺基础性病变，结合术前3天和手术当天病人的症状体征，制定合理的补液方案。目标导向液体治疗的原则是优化心脏前负荷，既维持有效循环血容量、保证微循环灌注和组织氧供，又避免组织水肿，降低并发症发生率，减少住院天数。实施目标导向液体治疗过程中，需要连续、动态监测病人容量反应性指标，维持血压不低于正常值的20%，心率不快于正常值的20%，CVP处于4~12 mmHg，尿量维持在0.5 mL/（kg·h）以上，血乳酸不超过2 mmol/L，中心静脉血氧饱和度（$ScvO_2$）>65%，每搏出量变异度（SVV）不超过13%。

二、围术期常用的液体治疗种类

（一）晶体液

晶体液溶质分子质量<29 763 u，可自由通过大部分的毛细血管，使毛细血管内外具有相同的晶体渗透压。目前临床上应用的晶体液有生理盐水、乳酸林格液、醋酸平衡盐溶液、高张氯化钠溶液等。晶体液对凝血、肝肾功能基本没有影响，缺点是扩容效率低、效应短暂，输注液体主要分布于细胞外液，仅约20%的输液量保留在血管内，大量输注可致组织水肿、肺水肿等。

（1）生理盐水：生理盐水是0.9%的氯化钠溶液，其Cl^-的浓度高于血浆，大量输注时导致高氯性酸中毒，故不作为液体复苏的常规选择，一般用作Na^+的补充液或药物输入的载体。

（2）乳酸林格液：乳酸林格液电解质含量与血浆相近，含有生理浓度的Cl^-和乳酸盐，后者可代谢为碳酸氢盐增强体内对酸中毒的缓冲作用。乳酸的代谢有赖正常的肝脏功能，大量输注和肝脏功能受损时可致高乳酸血症，对合并有高乳酸血症及肝肾功能不全者不宜选用。此外，乳酸林格液相对于血浆为低渗液（渗透浓度血浆为295 mOsm/L，乳酸林格液为273 mOsm/L，如果乳酸不能够充分被代谢，仅为255 mOsm/L），对合并中枢神经系统病变病人应禁用。

（3）醋酸平衡盐溶液：醋酸平衡盐溶液中Cl^-和Na^+浓度接近血浆，K^+和Mg^{2+}浓度接近细胞外液，其渗透浓度为294 mOsm/L。该溶液醋酸含量是正常血浆值的2倍，醋酸在肌肉和外周组织代谢为碳酸氢根，最后转化为二氧化碳和水，具有较强的抗酸缓冲能力，可有效防止高氯性酸中毒和乳酸血症，适用于肝功能不良、肝移植及肝脏手术的病人，也可用于糖尿病和酸中毒病人的治疗。与乳酸林格液比较，醋酸钠林格液更适于在输血前后使用，因其成分中不含Ca^{2+}，可避免Ca^{2+}过量导致的凝集级联反应的活化和凝血的发生。

（4）高张氯化钠溶液：其较高的渗透梯度可使水分从血管外间隙向血管内移动，减少细胞内水分，可减轻水肿、兴奋钠离子敏感系统和延髓心血管中枢，适用于烧伤和水中毒等病人。由于高渗盐水对外周血管有较强的刺激性，可致溶血和中枢脑桥脱髓鞘，故输注速度不宜过快，使用量一般不宜>（7.5%）4 mL/kg，总量不宜>400 mL。

（二）胶体溶液

胶体溶液溶质分子质量≥29 763 u，直径为1~100 nm，不能自由通过大部分毛细血管，可在血管内产生较高的胶体渗透压。胶体溶液的优点是维持血容量效率高、持续时间长。胶体液分为人工胶体液和天然胶体液，前者包括羟乙基淀粉（HES）、明胶、右旋糖酐等，后者主要有白蛋白、新鲜冰冻血浆等。

（1）羟乙基淀粉（HES）：羟乙基淀粉以玉米或马铃薯淀粉为原料，是天然支链淀粉经部分水解后，在其葡萄糖分子环的C_2、C_3、C_6位点进行羟乙基化后的产物。羟乙基淀粉体外平均分子质量为70~450 ku。羟乙基淀粉主要用于扩充围术期及创伤病人的有效血容量，应根据失血量、失血速度、血流动力学状态以及血液稀释度决定输注剂量和速度。羟乙基淀粉（200/0.5）每日成人用量不应>30 mL/kg，羟乙基淀粉（130/0.4）因分子质量相对集中且较小，降解快，安全性更好，对凝血和肾功能的影响较小，每日成人用量可提高到50 mL/kg，且是目前唯一可用于儿童的人工胶体液。羟乙基淀粉输注后能够维持相同容量的循环血容量至少达6 h。羟乙基淀粉主要的不良反应是凝血功能障碍。有临床研究提示，羟乙基淀粉对重症特别是严重脓毒症和肾功能受损病人可致肾功能损害，因此，不建议用于重症、严重脓毒症和有肾损伤的病人，一旦出现肾脏损害要终止其使用并继续监测肾功能变化。

（2）明胶：由牛胶原水解而制成，改良明胶具有较好的补充血容量效能。临床常用的是4%明胶，分为琥珀酰明胶和尿联明胶，分子质量约35 ku，血浆半衰期2~3 h。体外实验显示琥珀明胶有抗血小板作用，有致凝血功能障碍的风险。明胶对肾功能影响较小，但可致严重过敏反应。每日最大剂量尚无研究报告。

（3）胶体复方电解质溶液：传统人工胶体溶液多溶解于生理盐水，输注胶体溶液扩容的同时也会输注氯化钠，研究显示1 h内输注2 L含有生理盐水的胶体溶液，可致高氯性酸血症及肾损害。将胶体物质溶解于醋酸平衡盐溶液，制成胶体复方电解质溶液，可显著提高羟乙基淀粉注射液的安全性，在有效维持血容量的同时，避免可能出现的高氯性酸血症。

（4）白蛋白：约占血浆蛋白总量的60%，相对分子质量为69 ku，半衰期20 d。白蛋白是血浆胶体渗透压的主要决定因子及酸碱缓冲体系的重要组成部分。临床应用的白蛋白有5%、20%及25%三种浓度，输注5%的白蛋白可增加等体积的血容量，而输注20%~25%的白蛋白可达到高于输注溶液4~5倍体积的扩容效果。

（5）新鲜冰冻血浆：新鲜冰冻血浆含有凝血因子及白蛋白，主要用于纠正凝血功能障碍，不作为常规扩容剂使用。

三、液体治疗的常见并发症

部分大手术可能导致体液失衡、全身炎性反应综合征（SIRS）甚至失血性休克等，而不恰当的液体治疗亦可致病人容量不足或负荷过重，继发脏器功能障碍或肺水肿、电解质紊乱、代谢性酸中毒等异常表现。

（1）低血容量：在低血容量早期，通过代偿机制将液体分布至重要脏器以保障其灌注，激发交感神经和肾素－醛固酮－血管紧张素系统，相应导致胃肠道、肾脏、肌肉、皮肤等组织处于低灌注状态。虽然这种神经元介导的代偿保护机制在开始是有益的，但如应激持续存在，可致不良结局。循环血量的持续减少可激活免疫防御系统，引起全身炎性反应综合征，促使大量的细胞因子及炎性介质释放，导致毛细血管内皮损伤，血管通透性增加，严重者可致毛细血管渗漏综合征（SCLS），使有效循环血容量进一步下降，内脏微循环紊乱及组织氧供不足，无氧代谢增强，乳酸及脂肪酸等酸性代谢产物蓄积，是导致脏器功能不全的病理生理基础。

液体治疗低血容量的最终目的不仅是纠正心脏输出、维持机体血流动力学稳定，还包括改善微循环灌注状态，维持组织细胞充足的氧供，促进组织愈合和器官功能恢复。即使在一些循环系统监测指标如心率、动脉血压等正常的情况下，仍可能存在潜在的微循环灌注不足。隐匿性低血容量可能与器官低灌注继发术后功能障碍有关。改善术后病人低血容量状态下的微循环障碍、维持良好的组织灌注和氧供是防止术后出现多器官功能不全的关键。

除大量失血所致的低血容量性休克必须及时补充含有凝血因子的新鲜冰冻血浆及红细胞等血液制品以保障氧供外，大部分休克治疗中平衡盐液应作为液体治疗的基础，并根据病人电解质变化相应调整溶质成分与含量，以纠正继发的水－电解质平衡的紊乱。为了维持胶体渗透压，避免组织水肿（例如肺水肿）应当适量输注胶体液，常见晶胶比例为3∶1。

（2）肺水肿：液体过负荷可致肺水肿，主要原因为肺泡毛细血管内静水压升高导致肺泡液体渗出增加，肺间质或肺泡积液，影响血氧交换。临床表现根据病程不同而有所差异。肺水肿间质期，病人可主诉咳嗽、胸闷及呼吸困难，只表现轻度呼吸浅速，可无啰音。肺水肿液体渗至肺泡后，可出现咳白色或血性泡沫痰，表现为严重的呼吸困难，两肺满布湿啰音，血气分析可示低氧血症加重，甚至出现 CO_2 潴留和混合性酸中毒等。临床治疗可采用吸氧、强心、利尿、β_2 受体激动剂、肾上腺糖皮质激素、减少肺循环血量等方法，必要时应用呼吸机及肾脏替代治疗。临床常见有肺水肿的同时，合并有效循环血量不足的病人，可输入胶体液替代晶体液治疗血容量不足，以减少总液体量的摄入，同时应注重血流动力学的监测与支持，必要时转至 ICU 治疗。

（3）低钠血症：低钠血症是指血 Na^+ <135 mmol/L，多由输液总量较多而钠盐相对不足所致。低钠血症主要表现为神经系统症状，其严重性与低钠血症的严重程度、血容量水平特别是血钠浓度改变的速度具有相关性。如短时间内发生严重低钠血症，可致严重脑水肿，产生明显的神经系统症状，亦可出现心律失常和难治性低血压。当血清 Na^+ 浓度 <125~130 mmol/L 时，可表现为恶心、呕吐、不适等症状；当血清 Na^+ 浓度 <115~120 mmol/L 时，可致头痛、嗜睡、抽搐、昏迷、呼吸困难甚至死亡。低钠血症可通过限制水入量及输注高渗盐水治疗，通过水的负平衡使血钠浓度上升，另外在允许的范围内尽可能地提高血钠浓度，缓解临床症状。

（4）高钠血症：高钠血症指血清 Na^+ 浓度 >145 mmol/L，并伴有过高的血渗透压。高钠血症可致神经系统症状如肌无力、肌张力增高，腱反射亢进等，尤以下肢偏重；神智由兴奋逐渐转为抑郁、淡漠；可合并有高血压及心功不全症状；持续高钠血症可致抽搐、神志障碍、昏迷甚至死亡。根据病情可通过静脉或口服补充葡萄糖溶液治疗，有缺钾者应注意同时补钾。羟乙基淀粉（130/0.4）醋酸平衡盐溶液的 Na^+ 浓度（137 mmol/L）明显低于羟乙基淀粉氯化钠注射液（154 mmol/L），以更加接近生理状态的复方电解质溶液为载体，显著降低了 Na^+ 浓度，有助于避免高钠血症的发生。

（5）低钾血症：血清 K^+ 浓度 <3.5 mmol/L 时称为低钾血症。低钾血症可因 K^+ 入量不足或丢失过多所致。轻度可表现为精神萎靡、神情淡漠、倦怠、四肢无力及心律失常等，严重可致呼吸肌及肌张力下降，腱反射减弱或消失，

甚至出现因骨骼肌供血不足导致的肌肉痉挛、缺血坏死及横纹肌溶解等。根据低钾情况可选择经口服或静脉补充钾盐，静脉补充通常不超过10~20 mmol/h，若>10 mmol/h时须进行心脏监护。纠正低钾血症的同时须注意监测尿量并治疗伴随的水电解质及酸碱平衡紊乱。

（6）高钾血症：血K^+浓度>5.5 mmol/L时称为高钾血症，多为补充K^+过多所致。血清K^+浓度5.5~7.0 mmol/L时可致肌肉兴奋性增强，出现轻度震颤及手足感觉异常。血清K^+浓度在7.0~9.0 mmol/L时可致肌无力及腱反射减弱或消失，甚至出现迟缓性麻痹。高钾血症还可影响心肌细胞的兴奋、自律与传导，导致心电图异常。根据病情可选用静脉输注葡萄糖酸钙、5%$NaHCO_3$、葡萄糖和胰岛素以及进行透析等方法降低血清K^+浓度。

（7）低镁血症：血镁浓度<0.75 mmol/L时称为低镁血症，低镁血症的严重性和临床征象依赖于低镁血症的程度和血镁降低的速度。当血镁<0.5 mmol/L时，往往会出现临床症状。低镁血症的临床表现，①心血管系统：房性心动过速、房颤、室上性心律失常、室性心律失常、尖端扭转型室性心动过速、洋地黄易感性增加。②神经肌肉系统：颤抖、肌颤、肌肉痉挛、麻木、无力和刺痛。③中枢神经系统：焦虑、抑郁、脑病、癫痫。

纠正低镁血症，应首先寻找并处理病因。根据低镁血症的病因、症状、严重程度以及伴随的其他电解质紊乱等因素调整补充镁剂的类型、途径和积极性。患者发生尖端扭转型室性心动过速时，静脉应用硫酸镁是有效的终止方法，建议血镁维持在≥2.0 mmol/L，血钾维持在4.5~5.0 mmol/L，与尖端扭转型室性心动过速无关的难治性心室颤动，静脉使用镁剂无益处。静脉补充镁剂：对于重度低镁血症或症状明显、血流动力学不稳定、严重心律失常等，建议静脉补充硫酸镁，但要注意给药速度和血流动力学监测。方法：硫酸镁2 g加入5%葡萄糖注射液，5~10 min内输注，或门冬氨酸钾镁注射液20 mL加入5%葡萄糖注射液，缓慢滴注，1次/d。

（8）高镁血症：血镁浓度>1.25 mmol/L时称为低镁血症，血镁<2.0 mmol/L时临床症状和体征均不明显，血镁>3.0 mmol/L时会出现镁过多或镁中毒症状（表11-1）。

表11-1　高镁血症的临床表现

血镁浓度	临床表现
>3.0 mmol/L	肌肉无力、血压轻度下降、深反射减退、嗳气、呕吐、便秘、尿潴留
>3.5 mmol/L	腱反射减退，肌肉迟缓性麻痹
>5.0 mmol/L	呼吸肌麻痹、嗜睡或昏迷、心电图出现房室和室内传导阻滞、心动过缓
7.5~10 mmol/L	心脏停搏

一旦出现高镁血症，应立即停用含镁的药物，轻度高镁血症且肾功能正常患者，肾脏能快速清除镁，无需特殊治疗。有明显心血管症状者或严重高镁血症推荐使用钙剂以拮抗镁离子的神经肌肉和心血管作用，具体方法：静脉推注葡萄糖酸钙100~200 mg，5~10 min内推完，或10%氯化钙5~10 mL缓慢静脉注射。可应用排钠利尿剂，若心功能和肾功能良好，可适当扩容，保持足够尿量以利于镁排出。必要时给予呼吸支持和血液净化治疗。

（9）代谢性酸中毒：代谢性酸中毒是因细胞外液中H^+增加或HCO_3^-丢失导致的以HCO_3^-浓度降低为特征的酸碱平衡紊乱。代谢性酸中毒病人轻者可表现为疲乏无力、呼吸短促、食欲差等症状，重者可出现呼吸及循环功能障碍，甚至出现血压下降、心律失常及昏迷等症状。轻度代谢性酸中毒无需特殊治疗，多可自行缓解。重度病人可输注$NaHCO_3$纠正。

液体治疗的规范化是降低外科病人围手术期全身及局部并发症发生率的关键途径。液体治疗的良好结局有赖于明确的治疗目标及其对病人、治疗时机、治疗液体的正确评价和选择。

拓展阅读

[1] Kendrick JB，Kaye AD，Tong Y，et al. Goal-directed fluid therapy in the perioperative setting[J]. J Anaesthesiol Clin Pharmacol，2019，35(1)：29-34.

[2] 中华医学会外科学分会. 外科病人围手术期液体治疗专家共识（2015)[J]. 中国实用外科杂志，2015，35(9)：960-966.

[3] Zampieri FG，Bagshaw SM，Semler MW. Fluid therapy for critically Ill adults with sepsis：a review[J]. JAMA，2023，329(22)：1967−1980.

[4] 中华医学会内分泌学分会电解质紊乱学组. 低钠血症的中国专家共识[J]. 中华内分泌代谢杂志，2023，39(12)：999−1009.

[5] 中国医师协会心血管内科医师分会心力衰竭学组，中国心力衰竭患者高钾血症管理专家共识工作组. 中国心力衰竭患者高钾血症管理专家共识[J]. 中华医学杂志，2021，101(42)：3451−3458.

[6] Spasovski G，Vanholder R，Allolio B，et al. Clinical practice guideline on diagnosis and treatment of hyponatraemia[J]. Eur J Endocrinol，2014，170(3)：G1−47.

[7] Tong GM，Rude RK. Magnesium deficiency in critical illness [J]. J Intensive Care Med，2005，20(1)：3-17.

第12章　体温管理

　　维持体温正常是保证机体内环境稳态的重要措施，脊柱外科术中应常规进行体温监测。

一、术中体温过低

　　脊柱外科患者，由于自身体温调节功能减退、特殊体位及全身麻醉对体温调节中枢的抑制作用（图12-1），术中极易出现严重低体温。手术时间长，患者BMI体重指数低，长刀口和多节段暴露，环境温度低，为发生低体温的危险因素。术中低体温有很多危害：（1）抑制患者的凝血功能，增加术中出血和输注异体血可能；（2）影响术中正常的电生理监测；（3）导致术后苏醒延迟、寒颤、切口感染及肺炎的风险增加。

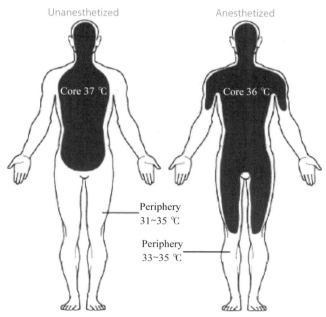

图12-1　显示全麻后热量的再分配过程

引自：Yang F，Wang J，Cui J，et al. An overview of the implications for perianesthesia nurses in terms of intraoperative changes in temperature and factors associated with unintentional postoperative hypothermia[J]. J Healthc Eng，2022：6955870.

建议患者术中体温维持在35~37 ℃。手术过程中应注意患者保暖，具体方案包括：

（1）术中采用局部主动保温措施维持体温：局部主动保温措施主要包括充气式加温装置（forced-air war ming blankets）和电热毯（electric heating pad）两种，临床实践中可根据二者特点并结合客观条件进行选择。充气式加温装置是将主机产生的热空气利用空气对流作用传输至盖毯中，其热量均匀分布，但软管及气垫中存在隐匿空间，细菌污染风险较大。电热毯的优势则在于无隐匿空间，污染风险小且便于清洁（图12-2，图12-3）。

（2）术中使用温热盐水进行冲洗操作。

（3）避免环境温度过低保持手术室环境温度22~24 ℃。

（4）使用敷料或中单，遮盖患者四肢、头部的暴露部位，最大程度地避免热量散失。

（5）呼吸回路加热。

（6）输入温液体或使用输液加温装置。

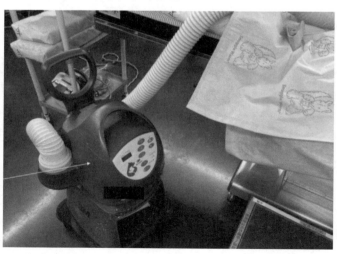

图12-2　充气式加温设备（白色箭头指向为暖风机）

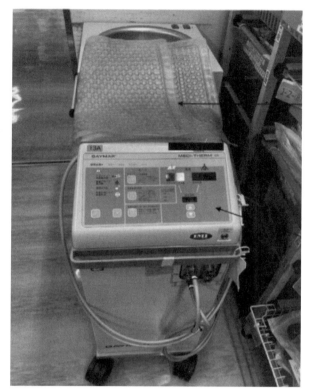

图12-3　循环水加热系统（黑色箭头指向为变温水箱）

二、术中体温过高

　　个别患者可出现围术期体温过高的情况，考虑常见原因如下：（1）患者术前已发热或存在隐匿性的肺部或者泌尿系感染导致体温升高；（2）过于频繁的电生理运动监测导致肌肉产热；（3）大体重患者，环境温度高，刀口暴露小，过厚的敷料覆盖；（4）如果患者术中体温快速升高并大于38.8 ℃，且合并难以解释的心率增加和呼气末二氧化碳的显著增加，应考虑是否发生了恶性高热；（5）暖风机温度设定错误。相应的处理原则包括：①术前严格的把握手术指征；②适度降低电生理监测频率。③调整降低环境温度；④密切监测体温，呼气末二氧化碳，血气电解质水平的动态变化，如果高度怀疑恶性高热，立即进入恶性高热抢救流程。⑤调整暖风机温度或者临时关闭暖风机。

拓展阅读

[1] 北京医学会骨科分会老年学组，中华医学会麻醉学分会老年人麻醉学组. 高龄患者脊柱融合术加速康复外科临床实践专家共识[J]. 中华医学杂志，2023，103(27)：2082-2094.

[2] Walker CT，Kim HJ，Park P，et al. Neuroanesthesia guidelines for optimizing transcranial motor evoked potential neuromonitoring during deformity and complex spinal surgery：a delphi consensus study[J]. Spine，2020，45(13)：911-920.

[3] Sahinovic MM，Gadella MC，Shils J，et al. Anesthesia and intraoperative neurophysiological spinal cord monitoring[J]. Curr Opin Anaesthesiol，2021，34(5)：590-596.

[4] 国家麻醉专业质量控制中心，中华医学会麻醉学分会. 围手术期患者低体温防治专家共识（2017)[J]. 协和医学杂志，2017，8(6)：352-358.

[5] Yang F，Wang J，Cui J，et al. An overview of the implications for perianesthesia nurses in terms of intraoperative changes in temperature and factors associated with unintentional postoperative hypothermia[J]. J Healthc Eng，2022：6955870.

[6] 国家麻醉专业质量控制中心. 围术期患者低体温防治专家共识（2023 版)[J]. 协和医学杂志，2023，14(4)：734-743.

第13章　血液管理

脊柱外科手术常伴随出血风险。由于脊柱手术部位较深且毗邻脊髓神经，止血复杂且较难控制，不仅影响手术视野、降低手术操作的精准度，大量出血还会增加输血需求，引起输血相关并发症；此外，随着我国老龄化程度的不断加深，高龄患者多合并一些基础疾病，围手术期出血也增加术后相关并发症发生率；如可引发硬膜外血肿压迫硬脊膜囊，导致神经功能障碍，严重时危及生命。因此，优化脊柱手术围术期血液管理对于提高手术安全性、促进患者术后恢复具有重要意义。

控制术中出血是骨科手术患者血液管理最重要的环节。

一、微创理念优化手术操作

微创手术操作的核心是组织损伤小、出血少、生理机能影响小。传统入路骨科手术均应采用微创操作，并贯穿于手术全过程，对任何微小血管出血都持"零容忍"态度、积极止血，从而达到保护肌肉和软组织、减少组织损伤和尽可能减少出血的目的。

二、手术体位

脊柱静脉系统的解剖结构使脊柱手术术中出血量受患者体位的影响。硬膜外静脉通过无瓣静脉系统与下腔静脉相连，俯卧位时患者腹压增加，导致腔静脉压力增高，可影响硬膜外静脉血回流，从而增加术中出血量。因此，取俯卧位手术时应将患者的腹部悬空以避免腹压过高。

三、手术入路

脊柱手术最常用的入路是传统的后正中入路。行后正中入路手术时，应注意保持在由椎旁肌束筋膜鞘形成的无血管平面内进行分离操作。此外，与后正中入路相比，椎旁肌间隙入路可显著减少围术期失血量，并可有效降低术后感染及二次手术的发生率。前路腰椎椎体融合术（anterior lumbar interbody fusion，ALIF）和斜外侧腰椎椎间融合术（oblique lateral interbody fusion，OLIF）等术式逐渐成熟完善，这些前路术式可以显著减少术中出血，但应注意避免血管损伤造成的大出血。

四、术中常见出血部位的止血的外科操作要点

1. 椎管内静脉丛出血

椎管内静脉丛破裂出血，是脊柱手术常见的出血情形。椎管狭窄导致的静脉丛血管壁变薄、迂曲，血管丛与椎管内结构粘连，都是术中操作造成静脉血管破裂出血的原因。在进行椎管内操作时，明亮的光照、清晰放大的视野、精细的钝性分离和预先妥当地处置静脉丛血管是预防术中出血的良好措施。若术中发生椎管内出血，应首先明确出血的原因和位置。棉片压迫和负压吸引能有效帮助确定出血点。椎管内较粗静脉丛破裂出血，可用双极电凝灼烧止血；椎管内弥漫出血可用棉片压迫止血，还可用流体明胶、止血纱布/纤维、明胶海绵等止血材料辅助止血。

2. 脊椎骨创面出血

在椎板、椎体切除或脊椎截骨、植骨床的去皮质等过程中容易引起骨创面出血，尤其是骨质疏松患者骨面出血比较严重。骨创面出血、骨滋养血管出血、椎弓根螺钉钉道出血可用骨蜡止血，但过量使用骨蜡可能会影响骨愈合，手术结束时应去除多余的骨蜡。脊椎截骨面闭合后仍有较明显出血时，可用明胶海绵填塞或用流体明胶止血。

3. 脊柱肿瘤切除的出血

脊柱肿瘤常与周围重要脏器及大血管粘连，肿瘤切除过程中的出血主要来源于肿瘤的滋养血管和椎管内静脉丛，术中出血较急，且量较大。对于富血供的脊柱肿瘤，术前的靶血管定位和彻底栓塞可有效减少术中出血。术中合理的控制性降压技术也可降低出血量。对于节段血管分支的出血，可使用双极电凝或结扎止血。在肿瘤切除后，可综合使用双极电凝和止血纱布等止血材料对创面进行充分止血。

4. 通道或内镜下出血

通道或内镜由于操作空间局限，少量出血即可覆盖视野，影响手术的精细操作。建立工作通道时软组织出血，可旋转工作套管压迫软组织进行止血。椎管内操作时静脉丛出血，可用电凝进行止血，若出血难以通过射频电凝控制，可加大水压，也可使用流体明胶辅助止血。关节突打磨成形时骨面渗血，可用射频电凝止血。

5. 相邻重要血管出血

脊柱手术中，手术操作创面可能毗邻重要大血管、节段血管，手术过程中显露、手术器械的牵拉、肿瘤侵犯粘连等原因都可能造成重要血管的意外损伤。手术医师应充分熟悉手术入路以及重要血管和周围结构解剖关系。在手术显露时，可以预先分离、结扎处理责任节段血管以控制出血。术中一旦发生血管损伤、血管断裂回缩入肌层内，难以寻找到出血点，可使用止血材料局部填塞止血。若出血量巨大，应立即采用局部加压填塞暂时控制出血，待患者全身情况稳定后，再视损伤情况进行相应处理。当大血管发生损伤，如颈椎手术损伤椎动脉，腰椎前路手术损伤腹主动脉、腔静脉、髂动静脉等，而局部压迫填塞的方法不能有效控制出血时，需要请血管外科医师会诊，并对损伤血管进行修补。若患者术中出现凝血因子减少伴明显手术创面渗血时，应输注新鲜冷冻血浆、冷沉淀或相应凝血因子，若术中失血导致血容量减少，可输注晶体液和（或）人工胶体液维持血容量，必要时输注血液制品。

五、体温调节

体温过低可损害血小板和凝血酶活性，导致围术期出血风险增加。手术过程中应注意患者保暖，尽量减少皮肤暴露面积和暴露时间，并建议术中采用局部主动保温措施维持体温。

六、抗纤溶药物的应用

脊柱手术围手术期总出血量包括显性出血和隐性出血两部分，其中显性出血是指术中可见的失血，隐性出血则指渗透入组织间隙、残存于椎管内或溶血反应导致的不可见性出血。脊柱融合手术中隐性出血在总出血量中的占比39%~42%，为600~1 000 mL，手术创伤导致的纤溶亢进是造成隐性失血的主要原因。氨甲环酸（tranexamic acid，TXA）是抗纤溶药物的代表药物，氨甲环酸可抑制纤溶酶原向纤溶酶的转变，进而导致纤溶活性降低以发挥止血作用。抗纤溶药物的应用方式主要包括静脉应用、局部应用及静脉局部联合应用三种，目前在脊柱外科中的应用方式主要为静脉应用。考虑到对于脑脊液漏的患者局部应用氨甲环酸可造成严重的神经毒性作用，当术中难以准确判断硬脊膜是否受损时，不建议局部应用氨甲环酸等抗纤溶药物。

脊柱手术中静脉应用氨甲环酸可有效减少术中出血量、术后出血量、围术期总出血量及输血率，同时可有效减少手术时间。静脉应用氨甲环酸的方式包括单次静脉滴注和多次静脉滴注两种。单次应用的推荐方案为：切皮前15 min给予15~30 mg/kg或1~2 g；多次应用包括术前首次应用和术中维持给药，首次给药的推荐剂量同单次应用方案，术中维持方案通常为1~10 mg/(kg·h)，具体剂量可根据患者实际情况进行调整。

目前认为，脊柱手术中静脉应用抗纤溶药物不会显著增加术后血栓形成风险。但建议术前对患者进行血栓危险因素评估，并注意平衡围术期抗纤溶药与抗凝血药的应用。

七、其他止血药物的应用

静脉应用重组凝血因子Ⅶa（recombinant activated factor Ⅶ）可显著降低脊柱手术术中平均出血量和异体输血量。。

八、术中自体血液回输

术中自体血液回输是指将术野、创面及引流的血液回收，经过滤、洗涤和浓缩后回输给患者。其适应证包括：（1）预期出血量大于10%血容量或400 mL；（2）患者低血色素或存在高出血风险；（3）患者体内存在多种抗体或为稀有血型；（4）患者拒绝接受异体输血。

术中自体血回输技术可显著降低脊柱手术中的异体输血需求。由于回输血液中不含血小板和凝血因子，故对于大量失血患者应注意及时补充血小板和凝血因子。当使用异体输血配合自体血回输时，建议采取先使用自体血、后使用异体血的输血顺序。此外，建议通过选择较大开口的吸引器并调节压力<100 mmHg、使用等渗溶液冲洗术中使用的纱布、合理应用肝素等抗凝剂的方式提高脊柱大手术中血液回收率。

当存在以下情况时，不建议使用术中自体血回输技术：（1）回收血液中含促凝剂、碘伏等的冲洗液或含美蓝等难以洗出的物质；（2）回收血液被细菌污染；（3）回收血液发生严重溶血；（4）恶性肿瘤患者；（5）血液系统疾病患者；（6）CO中毒患者；（7）血液中儿茶酚胺含量过高的患者（如嗜铬细胞瘤患者）。

九、异体输血

异体输血是目前治疗骨科手术患者围术期贫血的主要手段，因其可以迅速提高血红蛋白水平，故常用于急救患者和其他方法治疗无效的贫血患者。由于异体输血存在感染、急性溶血反应、免疫反应、输血相关性肺损伤等并发症风险，建议严格输血指征，即采用限制性输血策略。具体为：Hb<70 g/L者应考虑输红细胞；Hb>100 g/L者不需输注红细胞；Hb在70~100 g/L者，应根据患者心肺代偿功能、有无代谢率增高以及有无活动性出血等因素决定是否输红细胞。采用限制性输血策略，可降低脊柱手术围术期输血率，且不会增加患者术后死亡率及患者住院时间，不会影响患者术后康复。此外，应关注大量输血时各血液成分（红细胞、血小板、血浆等）的输注比例问题，避免稀释性血小板减少或稀释性凝血因子减少导致的患者病死率升高。

十、其他术中止血技术

脊柱手术操作日趋复杂，传统的压迫、结扎、缝扎、填塞等基本止血外科手术操作仍然非常重要，各类新型止血技术、器材的不断更新发展又给临床提供了越来越多的选择（表13-1）。

单极电凝止血是利用300 ℃高温烧灼局部组织以达到封闭出血点的目的，该方法方便快捷，但对组织损伤大，易造成伤口脂肪液化。双极电凝止血利用射频能量封闭出血点，并配合生理盐水冲洗以降低高温造成的组织损伤，可有效减少术中出血，且止血效果优于单极电凝技术。应用电凝止血时，应注意保持电凝尖端清洁，避免在同一部位长时间停留，以避免电凝过度损伤组织或造成尖端与血管壁粘连。

　　脊柱手术中还可利用局部止血材料实现术中止血，如明胶海绵、流体明胶、骨蜡、纤维蛋白胶等。明胶海绵常由动物胶和人凝血酶混合而成，可为血小板聚集提供物理支架，通过局部压迫和凝血作用封闭出血点。相比于明胶海绵，流体明胶更易进入深部腔隙等部位，可达到更好的止血效果。骨蜡是一种由蜂蜡和凡士林组成的止血材料，主要通过封堵和填充出血的骨创面发挥止血作用，可有效减少脊柱手术术中出血量和术后引流量。由于骨蜡为不可吸收性材料，其长期存在可促进慢性炎症反应的发生并成为潜在的感染灶。因此，建议术中尽量减少骨蜡的用量。纤维蛋白胶主要包含纤维蛋白原和凝血酶两种主要成分，其止血原理为模仿生理性凝血过程的最后一步反应，并不依赖于机体自身的凝血成分，因此对于具有凝血功能障碍或正在服用抗凝药物的患者仍有理想的止血效果。

表13-1　脊柱外科术中常用止血方法及建议

方法	使用建议	注意事项
填塞、压迫、结扎	皮下、肌肉等软组织的渗血，可采用无菌纱布进行临时性填塞、压迫止血，术野内需要切断的血管通常用丝线先进行结扎止血	不可过度、长时间地压迫脊髓神经组织，止血后填塞物必须取出，否则会引起相应的神经损害，出现肌力减弱及麻木、疼痛
能量止血仪器		
单极电凝	常用于控制皮下和肌肉等软组织的局部出血	使用过程中应避免对脂肪层和皮缘的过度烧灼
双极电凝	适用于椎管内止血	保持电凝尖端清洁和湿润，并避免长时间停留在同一部位
生物止血材料		
明胶海绵片	适用于局部缓慢渗血及不宜使用骨蜡和电凝技术进行止血的部位	避免在封闭空间（如椎管）内使用，使用时避免直接压迫硬脊膜和神经，对明胶类产品过敏者禁用，不能用于感染区域

续表

方法	使用建议	注意事项
骨蜡	多用于切骨过程中骨创面的临时止血	避免留在需要融合处和椎管内
纤维蛋白黏合剂	适用于修复硬膜撕裂或者作为创面轻中度出血的辅助止血材料，可用于凝血功能障碍的患者	—
常用止血药物		
氨甲环酸	适用于出血风险较高的患者	—
重组Ⅶ因子	适用于凝血功能异常的患者	—

拓展阅读

[1] Tse EY，Cheung WY，Ng KF，et al. Reducing perioperative blood loss and allogeneic blood transfusion in patients undergoing major spine surgery[J]. J Bone Joint Surg Am，2011，93(13)：1268-1277.

[2] 中国老年保健协会. 脊柱大手术围术期血液管理专家共识[J]. 中国脊柱脊髓杂志，2022，32(11)：1049-1056.

[3] 罗卓荆，吕国华. 脊柱外科围手术期出血防治专家共识[J]. 中国脊柱脊髓杂志，2021，31(5)：475-480.

[4] Rajagopalan S，Mascha E，Na J，et al. The effects of mild perioperative hypothermia on blood loss and transfusion requirement[J]. Anesthesiology，2008，108(1)：71-77.

[5] 中华医学会胸心血管外科学分会. 心脏大血管外科止血材料、药物及血液制品应用专家共识[J]. 中华胸心血管外科杂志，2022，38(9)：513-535.

[6] Griessenauer CJ，Salem M，Hendrix P，et al. Preoperative embolization of spinal tumors：a systematic review and meta-analysis[J]. World Neurosurg，2016，87：362-371.

[7] 国家卫生健康委加速康复外科专家委员会骨科专家组，中国研究型医院学会骨科加速康复专业委员会，中国康复技术转化及促进会骨科加速康复专业委员. 骨科加速康复围手术期血液管理专家共识[J]. 中华骨与关节外科杂志，2022，15(10)：733-738.

第14章　疼痛管理

疼痛是脊柱外科患者围手术期最重要的主诉之一，更是影响骨科患者术后康复的核心问题。疼痛可引起中枢神经系统发生病理重构，增加机体氧耗，影响患者的饮食、睡眠及心肺功能恢复。因此，规范的围手术期疼痛管理是实施脊柱外科加速康复的核心问题。

一、疼痛的分类

（一）根据疼痛持续时间分类

根据疼痛持续时间可分为急性疼痛和慢性疼痛。

1. 急性疼痛：指新发生且持续时间<1个月的疼痛，通常与骨骼肌肉系统、神经系统损伤有关，如手术后疼痛、创伤性疼痛等。骨科手术围手术期疼痛发生率接近100%，均属于急性疼痛范畴。

2. 慢性疼痛：指持续存在或反复发生的疼痛（>3个月），其特点是疼痛持续时间超过预期的组织愈合时间或伴发于骨关节炎、脊柱源性疼痛、纤维肌痛综合征、周围神经病理性损伤等慢性疾病。

（二）根据疼痛发生机制分类

根据疼痛发生机制可分为神经病理性疼痛和伤害感受性疼痛。

1. 神经病理性疼痛：指躯体感觉系统损害或疾病导致的疼痛，与神经损伤、痛觉系统的外周敏化和中枢敏化有关，典型表现包括自发性疼痛（如针刺、电击、刀割样疼痛）、痛觉过敏、痛觉超敏或诱发痛，并多伴有焦虑、抑郁等心理和情绪改变。

2. 伤害感受性疼痛：指非神经组织受到实质或潜在损伤引起的疼痛，与机体损伤和炎症反应相关。

二、疼痛管理基本原则

1. 按时给药、定时疼痛评估、实时药物调整围手术期疼痛评估是疼痛管理的基础，可采用数字评价量表法（numerical rating scale，NRS）或视觉模拟评分（visual analogue scale，VAS）。VAS 为 0~3 分时可维持用药方案，4~6 分时需调整镇痛药物或增加其他镇痛途径。疼痛评估时应排除感染、血肿、内植物移位等疾病或并发症，明确非切口疼痛后加用弱阿片类药物，避免急性疼痛转为慢性疼痛（见图 14-1）。

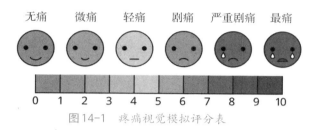

图 14-1　疼痛视觉模拟评分表

2. 减少伤害性刺激：术中贯穿微创理念，提高操作的精准性，缩短手术时间，减少对手术部位邻近组织的牵拉和干扰，减少组织损伤引起的刺激与炎症反应有助于减轻术后疼痛。

3. 抑制炎症反应：炎症介质的产生可激活和敏化外周伤害性感受器，引起或加重疼痛，围手术期限时、限量应用纤溶抑制剂和（或）糖皮质激素可有效抑制炎症反应，减轻疼痛。

4. 预防性镇痛：在疼痛发生之前采取有效的预防措施，预防和抑制中枢疼痛敏化，提高疼痛阈值，打断疼痛链，减轻术后疼痛；同时有助于患者保持良好的睡眠和情绪，预防、避免急性疼痛转为慢性疼痛。

5. 多模式与个体化镇痛：多模式镇痛是指将不同作用机制的药物和镇痛方法组合在一起，提高镇痛效果，降低单一用药的用药剂量，减少药物不良反应，减少阿片类药物的应用和剂量。个体化镇痛是指患者对疼痛的感知和镇痛药物的反应存在个体差异，实施镇痛方案后应及时评估，因人而异进行疼痛管理。

三、术中疼痛管理

术中疼痛管理要点包括：（1）贯穿微创理念、执行微创操作减少伤害性刺激；（2）周围神经阻滞、切口周围浸润性镇痛阻断局部疼痛信号的产生和传导。

（一）手术微创化操作技术

在手术过程中贯穿微创、损伤控制理念，减少手术操作对手术部位邻近组织的牵拉和干扰，提高手术操作精确性，控制组织损伤，减轻创伤性及炎症性疼痛。

（二）切口周围浸润镇痛

切口周围浸润镇痛是指在手术切口周围注射以一种局部麻醉药为主或添加多种药物的混合制剂，以达到减轻疼痛的目的，又称为"鸡尾酒镇痛"。手术切口浸润镇痛可有效减轻术后疼痛，减少术后阿片类药物需求，同时不影响肢体肌力，有利于加速康复。其要点是对需要缝合的组织和手术操作干扰的组织周围进行多点、逐层浸润。"鸡尾酒"配方以罗哌卡因为主，浓度范围0.2%~0.5%，可加入酮咯酸、肾上腺素、糖皮质激素、吗啡等。注意肾上腺素收缩真皮毛细血管可能导致皮肤坏死，故添加肾上腺素时禁止对皮下组织进行浸润。

（三）周围神经阻滞

周围神经阻滞通过向外周神经鞘膜注入麻醉药物，阻断疼痛信号的传导，达到镇痛效果。手术开始前进行周围神经阻滞可有效降低术中及术后疼痛，减少术中及术后阿片类药物的使用，降低术中血压波动及术后恶心呕吐的发生率。竖脊肌平面阻滞（erectors spinae plane block，ESPB）是指在竖脊肌深面与椎体横突之间注射局部麻醉药，使药物沿着间隙上下扩散，从而浸润、阻滞脊神经背侧支和腹侧支，获得脊神经支配区域内的镇痛效果，具有操作简单、镇痛效果好、并发症少等特点。双侧竖脊肌平面阻滞可降低腰椎融合术患者术后疼痛评分，减少阿片类药物用量，其术后镇痛效果优于局麻药局部浸润。超声引导下竖脊肌平面阻滞的进针方法：采用平面内技术，由尾侧向头侧进针，穿刺针依次穿过皮肤、斜方肌、菱形肌、竖脊肌，进针至横突尖端和竖脊肌之间的筋膜平面，注药后可见药物在竖脊肌深面纵向梭形扩散，横突与其表面肌肉分离。阻滞范围单侧多使用20~30 mL局麻药，阻滞平面可扩散至穿刺点上下 2~5 个脊神经支配范围。阻滞药物可选用浓度为 0.2%~0.5% 罗哌卡因（ropivacaine），起效时间 10~20 min，持续作用时间可达 6 h，罗哌卡因用量建议不超过 3 mg/kg，一次最大剂量不超过 200 mg。（图 14-2）

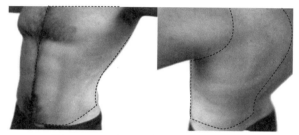

图 14-2 理想的竖脊肌平面阻滞范围

注：虚线区域是理想的竖脊肌平面阻滞范围；药物注射后理想平面是能阻滞到注射侧的前后躯干

引自：王小平，胡中华，黄雪花，等. 竖脊肌平面阻滞中国疼痛学与麻醉学专家共识（2023 版）[J]. 中华疼痛学杂志，2023，19(3)：373-384.

因横突上无重要血管和神经分布，且穿刺点远离胸膜、脊髓、腹腔脏器，目前关于竖脊肌平面阻滞的并发症报道几乎没有。但竖脊肌平面阻滞是一种侵入性手术，与竖脊肌平面阻滞相关的并发症可归因于局麻药或穿刺针，包括局麻药的毒性反应、气胸、神经脊髓损伤、血肿、感染、阻滞失败等。

拓展阅读

[1] 国家卫生健康委加速康复外科专家委员会骨科专家组，中国研究型医院学会骨科加速康复专业委员会，中国康复技术转化及促进会骨科加速康复专业委员会. 骨科加速康复围手术期疼痛管理专家共识[J]. 中华骨与关节外科杂志，2022，15(10)：739-745.

[2] Raja SN，Carr DB，Cohen M，et al. The revised International Association for the Study of Pain definition of pain：concepts，challenges，and compromises[J]. Pain，2020，161(9)：1976-1982.

[3] 王小平，胡中华，黄雪花，等. 竖脊肌平面阻滞中国疼痛学与麻醉学专家共识（2023版）[J]. 中华疼痛学杂志，2023，19(3)：373-384.

[4] Migliorini F，Eschweiler J，Baroncini A，et al. Better out - comes after minimally invasive surgeries compared to the standard invasive medial parapatellar approach for total knee arthroplasty：a meta-analysis[J]. Knee Surg Sports Traumatol Arthrosc，2021，29（11）：3608-3620.

[5] Strickland LH，Rahman A，Jenkinson C，et al. Early recovery following total and unicompartmental knee arthroplasty assessed using novel patient-reported measures[J]. J Arthro-plasty，2021，36（10）：3413-3420.

[6] 中国康复技术转化及发展促进会，周宗科，廖刃，等. 中国骨科手术加速康复围手术期疼痛管理指南[J]. 中华骨与关节外科杂志，2019，12（12）：929-938.

[7] ChinKJ，El-BoghdadlyK. Mechanisms of action of the erector spinae plane（ESP）block：a narrative review[J]. Can J Anaesth，2021，68（3）：387-408.

[8] BhushanS，HuangX，SuX，et al. Ultrasound-guided erector spinae plane block for postoperative analgesia in patients after liver surgery：a systematic review and meta-analysis on randomized comparative studies[J]. Int J Surg，2022，103：106689.

[9] TsuiB，FonsecaA，MunsheyF，et al. The erector spinae plane（ESP）block：a pooled review of 242 cases[J]. J Clin Anesth，2019，53：29-34.

[10] LeongRW，TanE，WongSN，et al. Efficacy of erector spinae plane block for analgesia in breast surgery：a systematic review and meta-analysis[J]. Anaesthesia，2021，76（3）：404-413.

[11] 急诊创伤疼痛管理共识专家组. 急诊创伤疼痛管理专家共识[J]. 中华急诊医学杂志，2022，31（4）：436-441.

[12] Zhang Y，Cui F，Ma JH，et al.Mini-dose esketa mine-dexmedetomidine combination to supplement analgesia for patients after scoliosis correction surgery：a double-blind randomised trial[J]. Br J Anaesth，2023，131（2）：385-396.

[13] Dubilet M，Gruenbaum BF，Semyonov M，et al. Erector Spinae Plane（ESP）Block for Postoperative Pain Management after Open Oncologic Abdo minal Surgery[J]. Pain Res Manag，2023：9010753.

第三部分 术后

第 **15** 章 PACU 管理

由于手术创伤、麻醉和疾病的共同影响，麻醉恢复期患者具有独特的病理生理特点和潜在的生命危险，需要有麻醉后监测治疗室（PACU）和专业化训练的医务人员进行管理。麻醉后监测治疗是麻醉管理的重要组成部分，所有接受过全身麻醉、区域麻醉或监护麻醉监护的患者均应接受适当的麻醉后监测治疗。

一、手术室转入 PACU 的要求

脊柱外科手术结束后由该手术组麻醉科医师、外科医师、手术室护士等共同转运患者，在转运过程中，麻醉实施者负责转运患者的安全，应对患者进行持续监测评估和治疗，注意预防坠床、缺氧、人工气道、引流管及导尿管的移位及意外脱出。

转运前及转运中的注意事项：转运前必须确保患者生命体征相对平稳，检查简易呼吸器是否完好，并在转运患者时随身携带，已拔除人工气道的患者必须戴面罩，必要时简易呼吸器应连接氧气袋或氧气钢瓶。转运过程中保护好气管插管及动、静脉通路，以防止脱出。

麻醉实施者必须将术后患者转交给经过专业训练的PACU医务人员，记录患者到达PACU时的状态，并将患者相关的情况向PACU的医护人员进行交班，并对在恢复期间的患者随时提供咨询直至患者完全恢复。

交班内容至少应包括：（1）麻醉记录单；（2）术前可能影响到患者恢复的基础疾病及用药；（3）手术及麻醉过程中的信息如手术方式、麻醉方式、术中补液、失血量、尿量等术中情况；（4）评估并汇报患者目前状态；（5）责任手术医师的联系方式。在保证患者生命体征平稳以及充分供氧的情况下进行交班，麻醉科医师和手术医师应在PACU医护人员开始履行患者监管责任后方能离开PACU。

二、PACU内的管理

（一）PACU内的监测

大多数患者的全身麻醉苏醒期可分为麻醉深度减浅、感觉和运动功能逐步恢复；出现自主呼吸并能逐渐维持正常呼吸；呼吸道反射恢复和清醒四个阶段。麻醉恢复期患者术后恶心呕吐、上呼吸道梗阻、低血压、低氧血症和延迟苏醒等并发症发生率高，因此应对PACU患者的病情进行持续监测与评估，避免漏诊或延误诊断导致严重后果。术后监测应遵循与术中监测类似的原则，强烈推荐由训练有素的医护人员进行持续的临床观察，包括观察脉搏血氧饱和度、气道和呼吸、循环和患者的疼痛评分。应监测心电图、脉搏血氧饱和度和NIBP，根据患者和手术因素选择其他监测（如温度和尿量的监测）。至少每15分钟记录一次患者的生命体征，病情变化时随时记录。PACU患者常用监护指标见表15-1。椎管内麻醉患者需观察麻醉平面、下肢感觉与运动功能恢复情况。

表15-1　PACU常用监护指标

项目	监护指标
呼吸功能	气道通畅、呼吸频率、氧饱和度、呼吸末二氧化碳
心血管功能	心率、血压、心电图、容量状态
神经肌肉功能	体格检查、神经肌肉阻滞监测（必要时）
神经系统	意识/精神状态、瞳孔大小和对光反应
疼痛	疼痛评估（VAS疼痛评分）
消化系统	术后恶心呕吐
体温	体温
泌尿系统功能	排尿功能及尿量
手术部位	引流/出血量

（二）PACU内的肺保护性通气策略

麻醉苏醒期间应优化患者体位（头部抬高≥30°），避免呼气末正压为零（表15-2）。应避免拔管前气管导管内吸引的常规做法，以免降低肺活量。其他有益策略包括避免拔管抵抗和呛咳，避免拔管后上呼吸道梗阻等。将呼吸机拨至自主通气模式，寄希望于增加二氧化碳来刺激患者自主通气的做法，也应当避免。

1. 麻醉苏醒期氧浓度：麻醉苏醒时，$FiO_2>0.8$ 显著增加肺不张的形成。若临床允许，麻醉苏醒时应保持 $FiO_2 \leqslant 0.4$。气管拔管后，$SpO_2<94\%$ 的患者可额外予以氧气。

2. 无创呼吸机支持：对术前需使用无创呼吸机来维持足够通气的患者，术后应考虑预防性使用无创正压通气（non-invasive positive-pressure ventilation，NIPPV）或持续气道正压通气（continuous positive airway pressure，CPAP）。

表15-2　麻醉苏醒阶段通气管理方案

麻醉苏醒阶段通气管理
麻醉苏醒时，应优化患者体位，避免ZEEP。在气管拔管前即刻，应避免气管导管内吸引
气管拔管前，应避免ZEEP和呼吸暂停
若临床允许，麻醉苏醒过程中降低$FiO_2(<0.4)$，可改善术后肺功能
麻醉苏醒时若使用了高浓度氧（$FiO_2>0.8$），气管拔管后立即予以低浓度氧（$FiO_2<0.3$）CPAP可能有助于降低吸收性肺不张的发生风险
若患者吸空气时$SpO_2<94\%$，推荐术后给予氧气。若非为了明确或治疗潜在病因，术后应避免常规吸氧
术前常规应用NIPPV/CPAP的患者，术后应考虑预防性使用NIPPV/CPAP

注：ZEEP：呼气末正压为零；PEEP：呼气末正压；NIPPV：无创正压通气；CPAP：持续气道正压通气

（三）吸痰

1. 吸痰适应证

吸痰操作能导致患者气道黏膜机械性损伤和肺容积降低，因此不必要的吸引应尽量避免。当患者出现氧饱和度下降、压力控制模式下潮气量下降或容量控制模式下气道峰压升高、呼气末二氧化碳升高等临床症状恶化，怀疑是气道分泌物增多引起时；人工气道出现可见的痰液；双肺听诊出现大量的湿啰音，怀疑是气道分泌物增多所致时；呼吸机监测面板上出现锯齿样的流速和（或）压力波形，排除管路积水和（或）抖动等引起时，才进行吸引。建议不宜定时吸痰，应实施按需吸痰。

2. 吸痰前生理盐水注入

吸痰前注入生理盐水可使患者的氧合降低，不宜常规使用。当患者痰液黏稠且常规治疗手段效果有限时，可在吸痰时注入生理盐水以促进痰液排除。

3. 吸痰管的选择

吸痰管是气道分泌物吸引的主要用品之一，不同样式的吸痰管所产生的效果亦不相同。有侧孔的吸痰管在吸痰时不容易被分泌物阻塞，其效果优于无侧孔的吸痰管，并且侧孔越大效果越好。吸痰管的管径越大，吸痰负压在气道内的衰减就越小，吸痰效果也就越好，但吸痰过程中所造成的肺塌陷也越严重。当吸痰管的管径超过人工气道内径的50%时，将显著降低气道内压力和呼气末肺容积。选择吸痰管时，其管径不宜超过人工气道内径的50%。

4. 吸痰负压的选择

吸痰的负压越大，吸痰效果越好，但所造成的肺塌陷、气道损伤也越严重。吸痰时负压控制在 −120~−80 mmHg，痰液黏稠者可适当增加负压。

5. 吸痰前后患者给氧

在吸痰操作前后短时给患者吸入高浓度的氧，可减少吸痰过程中氧合降低以及由低氧导致的相关并发症；仅在吸痰前给患者短时吸入高浓度的氧，可使吸痰过程中低氧风险降低32%；吸痰前后均给氧，可使低氧风险降低49%，联合肺复张可使低氧风险降低55%。最常用的高浓度氧是100%的纯氧，维持30~60 s。肺复张操作可通过简易呼吸器或呼吸机实现。采用简易呼吸器做肺复张操作不良反应较多：（1）气道峰压不容易控制，有时可高达 96 cmH$_2$O（1 cmH$_2$O = 0.098 kPa）；（2）输送的氧浓度不能达到100%；（3）潮气量控制不佳，有三分之一的医护人员不能输送足够的潮气量；（4）在急性呼吸窘迫综合征/急性肺损伤患者中，采用简易呼吸器做肺复张操作，因呼气末正压的丧失，反而导致肺泡塌陷，使患者氧合降低。在急性呼吸窘迫综合征/急性肺损伤患者中，采用呼吸机做肺复张操作，可减少吸痰过程中氧合降低的程度和肺塌陷的发生。

6. 吸痰时间

吸痰时间越长，吸痰导致的肺塌陷和低氧也越严重。吸痰时间宜限制在

15 s 以内。

7. 声门下吸引

声门下吸引可有效地清除积聚在气囊上方的分泌物，降低呼吸机相关肺炎的发生率、延迟呼吸机相关肺炎的发生时间，减少抗生素的使用，缩短机械通气时间。

8. 口腔吸引

持续口腔吸引可减少呼吸机相关肺炎的发生率、延迟呼吸机相关肺炎的发生时间。在翻身前给予口腔吸引，亦可减少呼吸机相关肺炎的发生率。

9. 封闭式与开放式吸痰

封闭式吸痰因无需断开呼吸机，在吸痰过程中保证了持续的通气和氧合。封闭式吸痰与开放式吸痰相比，能降低肺塌陷的发生率，尤其是在肺塌陷的高危患者（如急性呼吸窘迫综合征等）中更明显。在氧需求和（或）呼气末正压需求高的患者中应用，能降低氧合下降的程度。封闭式吸痰与开放式吸痰相比，能缩短机械通气时间，降低吸痰所致心律失常的发生率。当患者存在以下情况之一时均可应用封闭式吸痰：（1）呼气末正压 $\geq 10 \text{ cmH}_2\text{O}$；（2）平均气道压 $\geq 20 \text{ cmH}_2\text{O}$；（3）吸气时间 $\geq 1.5 \text{ s}$；（4）吸氧浓度 $\geq 60\%$；（5）患者吸痰 ≥ 6 次/d；（6）断开呼吸机将引起血流动力学不稳定；（7）气道传染性疾病患者（如肺结核等）。

10. 经鼻吸痰

在尚未建立人工气道而咳嗽能力差、痰液较多的患者中，经鼻吸引可降低插管率、减少窒息的发生率。经鼻吸引困难时或出血风险较大的患者，可建立并通过口咽通气道行气管内吸痰。

11. 支气管镜吸痰

使用支气管镜在可视的条件下吸痰，能较好地避免气道损伤，且能在气道检查的同时进行气道内分泌物吸引，尤其是对常规吸痰不畅的患者临床效果更好。由于支气管镜吸痰费用较贵，操作繁琐，限制了在吸痰中的应用。

（四）术后疼痛管理

术后疼痛会造成患者焦虑、恐慌，增加了患者的应激反应，延缓术后康复锻炼质量，且发展成慢性疼痛的风险提高。传统脊柱手术术后镇痛方案多以阿片类药物为基础,术后胃肠道不良反应发生率较高,影响患者术后进食,妨碍患者的术后快速康复。良好疼痛管理不仅可减少患者应激反应,减少并发症,加快术后康复时间,改善手术疗效,而且对患者长期预后也大有裨益。脊柱手术术后疼痛管理应使用多模式镇痛和阶梯化镇痛,通过镇痛药物联合使用不同种低于常规剂量的镇痛药可减轻各种镇痛药物的副作用并减少阿片类药物的使用,以减少镇痛药物相关并发症。

脊柱外科患者在PACU期间疼痛管理的目标是控制静息痛(VAS为1~3分),减少阿片类药物的应用,预防恶心呕吐的发生,促进麻醉恢复。

1. 患者自控镇痛(patient controlled analgesia,PCA)

PCA是实施术后患者个性化镇痛的重要措施,高龄脊柱患者术后通常采用静脉给药途径,传统静脉PCA的常用药物主要是强效阿片类镇痛药,其应用可导致高龄患者的呼吸抑制、胃肠道不良反应、血压和心率下降及尿潴留发生率增加,使用时必须谨慎,建议不用背景输注剂量,只用可达到镇痛效果的最小单次剂量。术后应根据患者疼痛程度调整用药,采用VAS进行评估,建议VAS为1~3分时可单独应用NSAIDs或普瑞巴林;VAS为4~6分时,联合应用NSAIDs+普瑞巴林或弱阿片类药物曲马多等;VAS>7分时考虑阿片类药物如哌替啶、羟考酮等(根据需要每3小时5 mg),可联合静脉输注NSAIDs。

对于脊柱侧弯患者的术后镇痛,PCA可参考采用如下方案配制:舒芬太尼4 μg/kg(上限250 μg)+艾司氯胺酮0.25 mg/mL+右美托咪定1 μg/mL+生理盐水配至200 mL,使用72小时。

2. 应用糖皮质激素及氨甲环酸抑制炎症反应

手术区域隐性失血导致的肿胀及炎症反应可加重疼痛,氨甲环酸可抑制纤溶亢进而降低手术区域隐性失血及炎症反应,减轻术后疼痛。作为抑制炎症反应的主要药物,糖皮质激素不仅有助于减轻术后疼痛,还能预防术后恶心、呕吐发生,加速患者康复。骨科手术前或手术后72 h内限时、限量使用糖皮质激素(地塞米松30 mg)可安全有效地缓解疼痛。但精神病、癫痫、消化性溃疡、药物不易控制的感染、角膜溃疡、青光眼、白内障等均为糖皮质激素应用的禁忌证,使用时应慎重。

3. 物理疗法

非药物镇痛辅助措施临床常用的物理疗法（如冷疗、电疗、针灸等）对术后疼痛控制均有一定作用。对于有内植物的骨科手术，需慎重使用针灸疗法，避免有创治疗引起感染。

（五）PACU 内并发症的治疗

1. 术后恶心呕吐（PONV）

术后 6 h 恶心呕吐的发生率为 25%。术后防治 PONV 的常用药物有地塞米松、氟哌利多和 5 -HT$_3$ 受体抑制药、甲氧氯普胺和东莨菪碱。未预防性用药的患者术后第一次出现术后恶心呕吐时，可静脉给予 5 -HT$_3$ 受体拮抗药（昂丹司琼、多拉司琼或格拉司琼）治疗。已采用预防性用药的患者，术后出现 PONV 应采用其它类型的止吐药。

2. 气道梗阻与低氧血症

低氧血症和呼吸抑制是常见的呼吸系统不良事件，气道梗阻是 PACU 患者发生低氧血症的常见原因。舌后坠、喉痉挛、颈部和颈椎手术、反流误吸、麻醉药物的残留作用等均可导致呼吸道梗阻。术后 3 d 内的低氧血症与术后 1 年的死亡率增加相关，迅速诊断和干预气道梗阻可减少负压性肺水肿、低氧血症和呼吸道感染的发生。

患者出现低氧血症的机制有吸入气体氧分压降低、通气不足（如睡眠呼吸暂停、神经肌肉功能障碍）、肺通气 / 血流比异常（如 COPD、哮喘、肺间质病变）、肺内分流（肺不张、肺水肿、ARDS、肺炎、气胸）、弥散障碍（如肺栓塞）。

低氧血症的处理措施包括：（1）严格掌握气管拔管指征，降低再插管风险；（2）评估和消除持续低氧血症的病因，保持气道通畅（如托下颌或插入口咽或鼻咽通气道咽部梗阻）；（3）氧疗；（4）拮抗阿片类药物导致的呼吸抑制和肌松药残留作用；（5）对呼吸和循环功能的支持等治疗。

3. 体温异常

室温应保持在 24 ℃左右，注意患者保暖，维持患者体温正常。如患者有低体温的征象时（如寒颤、肢体末端凉等）应采取主动升温措施，如使用强制空气加温装置和加温静脉输液装置等。如监测发现体温升高，应在病因明确并采取有效治疗措施后，必要时应采取降温措施。

4. 寒战

低体温是寒战的首要原因，寒战患者应使用加温措施，提高患者舒适度。必要时可使用曲马多、哌替啶、右美托咪定和多沙普仑等药物治疗寒战，注意这些药物可能导致的呼吸抑制、恶心呕吐、意识抑制等不良反应。

5. 术后躁动与谵妄

是PACU中最常见的精神障碍，主要原因包括低氧血症、低血压、低血糖、疼痛、膀胱膨胀、电解质和酸碱紊乱等。首先应针对原因采用相应的处理措施，如适时拔除气管导管，充分给氧、镇静镇痛等。

6. 术后低血压

通过心率、心脏功能、外周血管阻力和血管内血容量等方面评估患者低血压原因。液体量不足、椎管内麻醉或术中出血是低血容量的常见原因，其他原因有感染性休克、过敏反应、急性肺水肿或心肌梗死引起的心源性休克等。应针对病因采取治疗措施，如液体量不足补充晶体液、过敏性休克使用肾上腺素治疗等。

7. 术后急性高血压（APH）

APH定义为收缩压、舒张压高于基线20%或以上，术后急性高血压发生率为4%~35%，需要及时治疗。术后急性高血压治疗的目的是保护心、脑、肾等重要靶器官功能。积极寻找并处理可能引起术后急性高血压的各种原因，可以使用艾司洛尔、拉贝洛尔、尼卡地平、硝酸甘油等药物控制术后急性高血压。

8. 苏醒延迟

最常见的原因是麻醉药物（吸入麻醉剂、静脉麻醉药、苯二氮䓬类药物、肌肉松弛药）的影响。检测血气分析、血糖、血清电解质和血红蛋白浓度等可以排除代谢原因。麻醉药物引起的苏醒延迟可以使用某些药物逆转：

（1）拮抗苯二氮䓬类药物作用：氟马西尼通过竞争性抑制苯二氮䓬受体而阻断苯二氮䓬类药物的中枢神经系统作用；

（2）拮抗阿片类镇痛药作用：纳洛酮用于阿片类药物引起的呼吸抑制应从最小剂量开始，注意其可能导致的疼痛、高血压、心动过速和急性肺水肿等不良反应（不推荐常规使用氟马西尼或纳洛酮，但可用于咪唑安定或阿片类药物引起的呼吸抑制）；

（3）拮抗肌肉松弛药作用：常用新斯的明拮抗肌松药残留阻滞，同时使用阿托品；如有需要，可以使用舒更葡萄糖钠逆转罗库溴铵和维库溴铵的肌松作用。原因不明时应进行头部CT扫描以分辨是否是颅内疾患引起的苏醒延迟。

三、转出PACU的标准

手术结束到患者完全康复可分为3个阶段：（1）早期复苏：从麻醉结束到患者意识、保护性气道反射和运动功能恢复；（2）中期复苏：患者达到符合离开PACU的标准送往普通病房，或日间手术患者可以回家；（3）晚期复苏（生理和心理康复期）：全面康复（包括心理康复），恢复正常的日常活动。PACU中的麻醉科医师负责决策患者是否转出PACU。制定患者转出至ICU、特护病房、普通病房或直接出院回家的标准，最大限度地降低神经、呼吸和循环系统抑制风险。PACU停留时间应根据具体情况确定。Steward苏醒评分表（表15-3）和Aldrete评分表（PAR评分）（表15-4）是临床常用于患者是否转出PACU的量表。一般Steward苏醒评分＞4分或Aldrete评分表＞9分可考虑转出PACU。

表15-3 Steward苏醒评分表

项目	分值
清醒程度	
完全清醒	2
对刺激有反应	1
对刺激无反应	0
呼吸道通畅程度	
可按医师吩咐咳嗽	2

续表

项目	分值
可自主维持呼吸道通畅	1
呼吸道需予以支持	0
肢体活动度	
肢体能做有意识的活动	2
肢体无意识活动	1
肢体无活动	0

注：Steward苏醒评分包括3项，每项满分为2分，总分为6分

表15-4　Aldrete评分表

项目	分值
活动力	
按指令移动四肢	2
按指令移动2个肢体	1
无法按指令移动肢体	0
呼吸	
能深呼吸和随意咳嗽	2
呼吸困难	1
呼吸暂停	0
循环	
全身血压波动幅度不超过麻醉前水平的20%	2
全身血压波动幅度为麻醉前水平的20%~50%	1
全身血压波动幅度超过麻醉前水平的50%	0
意识	
完全清醒	2

续表

项目	分值
可唤醒	1
无反应	0
经皮脉搏血氧饱和度	
呼吸室内空气下氧饱和度≥92%	2
需辅助给氧下维持氧饱和度≥92%	1
辅助给氧下氧饱和度<92%	0

注：Aldrete评分包括5项，每项满分为2分，总分为10分

PACU转入普通病房的基本标准：（1）意识完全清醒；（2）能维持气道通畅、气道保护性反射恢复，呼吸和氧合恢复至术前基础水平；（3）循环稳定，没有不明原因的心律失常或严重的出血，心输出量能保证充分的外周灌注；（4）疼痛和术后恶心呕吐得到控制，并有转出PACU后的镇痛措施；（5）体温在正常范围内；（6）提出对术后氧疗和补液的建议；（7）完善所有麻醉后苏醒与恢复早期的记录，包括从PACU转出的记录单；（8）患者在PACU停留时间不应少于20 min，除非有麻醉科医师的特殊医嘱。

四、儿童患者苏醒期的管理

小儿呼吸道解剖及生理特点独特，因此患儿麻醉手术后易发生各种并发症，尤其是麻醉恢复期呼吸系统并发症的发生率相对较高，气管拔管后可即刻可出现喉痉挛、上呼吸道梗阻、中枢性呼吸暂停和支气管痉挛等并发症。全麻后的麻醉苏醒期受麻醉、手术等因素的影响，是麻醉并发症发生的高危时期。苏醒期患儿应加强监护与护理。

（1）有条件的综合医院应在PACU设置患儿复苏专门区域，依照患儿心理特点营造良好的周围环境，可考虑允许父母或其他监护人在PACU陪伴已经苏醒的患儿，以减轻患儿的恐慌情绪。（2）PACU应配备适合患儿气道管理的工具和监护设备，可以配备单独的儿童急救车。（3）患儿全麻苏醒期容

易发生躁动，应注意预防坠床及其他意外伤害，必要时可以使用苯二䓬类药物（咪达唑仑）、阿片类镇痛药（芬太尼、曲马多）以及镇静催眠药等药物治疗。（4）早期发现与处理患儿苏醒期并发症：患儿恢复期容易发生心动过缓、喉痉挛、体温异常，低氧血症常常比成人发展更快，应迅速处理。（5）对患儿的疼痛评估较为困难，应采用适当的评估方法，及时处理患儿术后疼痛。（6）患儿术后恶心呕吐的发生率是成人患者的2倍，昂丹司琼是唯一批准可以用于<2岁患儿的$5-HT_3$受体拮抗药。

五、非全身麻醉患者的麻醉恢复

脊柱外科手术中接受区域阻滞、神经阻滞麻醉、椎管内麻醉或复合全身麻醉/镇静镇痛的部位麻醉的患者亦应接受麻醉后恢复期监测与治疗。接受局部麻醉的患者，如病情需要，在手术医师或麻醉科医师认为有必要时也应转入PACU观察。门诊手术患者，若病情不稳定需短期观察者也可进入PACU。

椎管内麻醉后患者转出PACU标准：（1）呼吸循环功能稳定；（2）麻醉平面低于T6和（或）最后一次椎管内麻醉用药时间超过1 h。若留观期间用过镇痛药者，药物作用高峰期过后再转回病房。

拓展阅读

[1] 中华医学会麻醉学分会.麻醉后监测治疗专家共识[J].临床麻醉学杂志，2021，37（1）：89-94.

[2] 中华医学会麻醉学分会.麻醉后加强监护治疗病房建设与管理专家共识[J].中华麻醉学杂志，2021，41（8）：897-900.

[3] Ecoff L，Palomo J，Stichler JF.Design and testing of a postanesthesia care unit readiness for discharge assessment tool[J]. J Perianesth Nurs，2017，32（5）：389-399.

[4] AldreteJA.Post-anesthetic recovery score[J]. J Am Coll Surg，2007，205（5）：3-4.

[5] 北京医学会骨科分会老年学组，中华医学会麻醉学分会老年人麻醉学组.高龄患者脊柱融合术加速康复外科临床实践专家共识[J].中华医学杂志，2023，103（27）：2082-2094.

[6] Belcher AW，Leung S，Cohen B，et al.Incidence of complications in the post-anesthesia

care unit and associated healthcare utilization in patients undergoing non-cardiac surgery requiring neuromuscular blockade 2005-2013：a single center study[J]. J Clin Anesth，2017，43：33-38.

[7] GiakoumidakisK，KostakiZ，PatelarouE，et al. Oxygen saturation and secretion weight after endotracheal suctioning[J]. Br J Nurs，2011，20：1344-1351.

[8] Blakeman TC，Scott JB，Yoder MA，et al. AARC Clinical Practice Guidelines：Artificial Airway Suctioning[J]. Respir Care，2022，67（2）：258-271.

[9] 中华医学会呼吸病学分会呼吸治疗学组. 成人气道分泌物的吸引专家共识（草案）[J]. 中华结核和呼吸杂志，2014，37（11）：809-811.

[10] Dexter AM，Scott JB. Airway Management and Ventilator-Associated Events[J]. Respir Care，2019，64（8）：986-993.

[11] Sontakke NG，Sontakke MG，et al. Artificial airway suctioning：a systematic review[J]. Cureus，2023，15（7）：e42579.

[12] 中华医学会麻醉学分会"围术期肺保护性通气策略临床应用专家共识"工作小组. 围术期肺保护性通气策略临床应用专家共识[J]. 中华麻醉学杂志，2020，40（5）：513-519.

[13] Zhang Y，Cui F，Ma JH，et al. Mini-dose esketamine-dexmedetomidine combination to supplement analgesia for patients after scoliosis correction surgery：a double-blind randomised trial. Br J Anaesth. 2023，131（2）：385-396.

第16章 转运管理

手术患者的术后转运是麻醉管理的重要部分，对患者安全至关重要。必要的监测和规范的交接是安全转运的关键。

一、术后转运的一般原则

患者转运的安全是医务人员的首要职责。患者转运全程应有医务人员对患者进行观察。转运人员配备应充足。对状态稳定的患者，转运人员推荐两人或以上，对于状态不稳定的患者推荐四人或以上。

（一）针对患者的一般原则

转运应避免对患者状态的影响和身体的伤害，包括体温、呼吸和心血管系统发生严重问题，例如改变体位造成的低血压和舌后坠造成的呼吸抑制等，严防意外伤害。同时应注意避免患者心理或精神上受到伤害。

1. 转运前应确认患者的当前情况适合且能耐受转运。

2. 转运前确认患者所带医疗材料设备，如静脉通道、引流袋、监护设备等稳妥放置，应方便观察，避免意外受损。

3. 转运中将患者稳妥固定。转运时应保持患者头部在后的转运位置，入电梯时应头部向内。在患者头侧的转运人员负责观察患者意识状态、呼吸等指征，注意患者的头、手、脚等不要伸出轮椅或推车外，避免推车速度过快、转弯过急造成意外伤害。

4. 注意防护，减轻患者心理和精神上的损害。转运人员应主动自我介绍，对于清醒患者，应对转运过程加以必要说明，以减轻患者的紧张焦虑情绪。转运过程中将患者妥善覆盖，注意保护患者隐私。

5. 转运前后应进行完善交接，条件允许时应建立核对清单制度。

（二）针对设备的一般原则

转运前注意对转运设备包括轮椅和推车进行检查，确认无故障。转运设备应有必要的设置（如围栏、束缚带等）以防患者掉落。理想的转运设施应满足如下条件：

1. 转运床可被锁定或解锁。

2. 有安全束缚带。

3. 床垫不应滑动。

4. 边栏足够高，能防护患者，避免跌落。

5. 能够悬挂液体。

6. 可放置氧气设备和监测设备。

7. 转运床可以容纳大体重患者。

8. 可以满足某些需特殊体位转运患者的需要，例如半卧位。

9. 转运人员接受过使用转运床的培训。

10. 转运设施需有专人定期检查和维护。

（三）针对转运人员的一般原则

1. 转运人员应具备管理患者生命安全的资质和能力。

2. 转运人员应经过培训，熟悉转运设备的使用。

3. 转运人员应熟悉应急预案，能够应对转运中的并发症和意外。

4. 转运人员应在转运前完成患者交接，了解所转运患者的状况。

二、术后转运中的安全问题

转运中的安全问题涉及人员、设备和患者三个方面。

（一）人为因素所致安全并发症

转运中的人为因素主要为核查不严格、沟通不良、交接不完善。建立和使用核查和交接清单，建立完善的核查和交接制度可减少此类因素导致的安全隐患。交接过程中的沟通不良是造成患者转运安全并发症的首要风险因素之一。应建立多学科合作和沟通的意识与机制，规范及时地使用清单进行交接。此外，针对交接的培训也可以减少交接过程中的疏漏和错误。

（二）设备缺陷安全并发症

设备缺陷包括转运设备准备不充分、检查不完善。设备检查清单有助于减少此类故障，气源和电源的检查尤为重要，应设立专人对转运设备定期进行维护。

（三）患者并发症

患者转运前、中、后的监测非常重要，针对不同患者的状况和不同的转运路径，有不同的监测推荐。特别注意的是，转运后及时建立监测、确认患者状态非常重要，不可因为交接等工作而延误监测的建立和患者的检查。

1. 心血管系统

心血管系统并发症包括低血压、高血压、心律失常，甚至心搏骤停。其中应特别注意体位改变引起的低血压。转运前应尽可能改善患者容量状态，搬运患者时应轻柔缓慢，监测血流动力学改变。对于危重患者，转运中应连接便携式监护装置，严密观察生命体征。

2. 呼吸系统

低氧血症是转运中最常见的并发症。舌后坠引起的气道梗阻和一过性呼吸抑制是最常见原因。其他并发症还包括气道痉挛、气管导管脱落或被意外拔出、气胸、呛咳等。严密的观察和携带必要的急救设备很重要。推荐转运中患者佩戴便携式指脉氧计，严密观察呼吸和脉搏氧饱和度。推荐转运时携带球囊面罩等气道急救管理装备。

3. 神经系统

影响转运安全最常见的神经系统并发症为躁动。对躁动、谵妄等患者，转运前进行必要的镇静和束缚很重要，但应高度关注镇静后的呼吸系统并发症。转运设备应有保护围栏以防患者跌落。

4. 内环境

转运中最常见也容易被忽视的内环境紊乱相关问题是低体温。应注意患者覆盖，必要时可使用保温毯等设备。对严重的内环境紊乱，在转运前应尽可能给予纠正，转运中严密监测生命体征。

5. 其他

转运中应关注患者恶心呕吐的情况。由于原发病、紧张、焦虑或手术刺激、药物影响，需转运患者恶心、呕吐风险很高。一旦转运途中发生恶心呕吐，极有可能导致反流误吸、窒息等严重并发症。在转运患者前应对患者恶心、呕吐风险进行评估。对高风险者可采取预防措施，包括预防性使用5-HT$_3$受体拮抗剂等药物、转运时头偏向一侧、转运时避免过快过猛的动作、准备必要的吸引设备。一旦发生呕吐，应立即给予清理，避免气道梗阻和误吸。

三、手术患者出手术室的转运

基本原则患者出手术室的转运应由具有资质的麻醉工作人员和手术医师共同完成。转运时麻醉工作人员应在患者头侧，以便严密观察患者，及时发现呼吸抑制、意识改变、呕吐等意外情况。应携带呼吸囊和面罩，做好急救准备。对情况不稳定或特殊、危重患者，应使用便携式监测设备进行生命体征的监测（图16-1）。根据患者情况准备及携带必要的抢救药品。

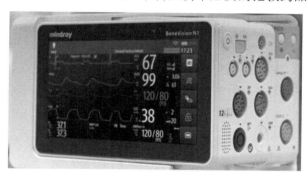

图16-1　转运监护设备

四、核查程序和清单

（一）危重患者转运的核查

危重患者转运前和转运后均可参考如下ABCDEF法。

A（Airways）：检查通气设备是否完善，是否有故障，连接是否正常，气管导管是否位置恰当，是否有氧源（图16-2）。

B（Breath）：双肺听诊，确认SpO_2和$PETCO_2$情况。

C（Circulation）：确认心电监护和血压值，妥善安置动静脉管道。

D（Disconnect）：将气源和电源接头从移动或固定接口断开，转换至固定或移动接口。

E（Eyes）：确认转运人员可以看到监护仪显示情况。

F（Fulcrum）：确认有无应急预案。

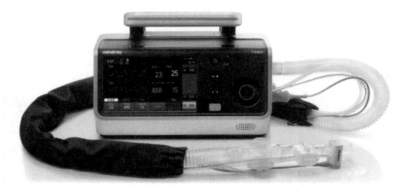

图16-2　转运呼吸机

（二）转运交接推荐清单

交接应注意如下几点：及时和迅速交接；交接前完成监测连接等重要工作；交接时建议相关人员同时在场；标准化规范交接；进行针对交接的培训。交接清单可以参考SBAR标准来制定，即S：situation，患者目前的状况；B：background，患者的麻醉、手术信息；A：assessment，可能出现的问题；R：recommendation，推荐的患者管理措施（表16-1）。

表16-1　患者交接清单

患者信息	麻醉信息	手术信息	管理方案
A.姓名	A.麻醉方法	A.手术过程	A.当前状态（血流动力学稳定性等）
B.年龄	B.麻醉并发症	B.手术部位信息，包括引流管、缝合、包扎情况	B.可能出现的问题
C.体重	C.术中用药	C.手术并发症及处理	C.监测方案
D.过敏史	D.输液输血	D.体外循环等特殊技术	D.镇痛方案
E.诊断	E.失血和尿量	—	E.输液和用药方案
F.手术名称	—	—	F.相关外科和麻醉联系信息
G.既往史	—	—	—
H.术前状态	—	—	—

拓展阅读

[1] Fanara B，Manzon C，Barbot O，et al.Recommendations for the intra-hospital transport of critically ill patients[J]. Critical Care，2010，14：R87.

[2] von Dossow V，Zwissler B. Recommendations of the German Association of Anesthesiology and Intensive Care Medicine (DGAI) on structured patient handover in the perioperative setting：The SBAR concept[J]. Anaesthesist，2016，65(1)：1 - 4.

[3] 中华医学会麻醉学分会 . 中国麻醉学指南与专家共识（2020年版)[M].北京：人民卫生出版社，2022.

[4] Wilcox SR，Wax RS，Meyer MT，et al.Interfacility transport of critically ill patients[J]. Crit Care Med，2022，50(10)：1461−1476.

[5] Jeyaraju M，Andhavarapu S，Palmer J，et al. Safety matters：a meta-analysis of interhospital transport adverse events in critically ill patients[J]. Air Med J，2021，40(5)：350−358.

[6] La Rosa G，de Aretxabala X，Martin T，et al.Severe acute respiratory syndrome coronavirus 2 pandemic：chilean air force experience in the air transport of critically iill patients-the first 100 cases[J]. Air Med J，2022，41(4)：396−401.

[7] Branson RD，Rodriquez D Jr. Monitoring during transport[J]. Respir Care，2020，65(6)：882−893.

第17章 病房管理

一、基本生命体征观察

术后生命体征观察对于保障患者安全至关重要，其主要内容如下。手术结束返回病房后需要确认患者的清醒程度并进行生命体征监测，主要包括心率、血压、血氧饱和度、体温及呼吸监测（呼吸频率、深度、是否伴发疼痛症状等）等（图17-1）。

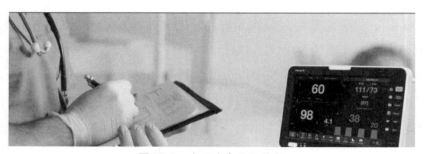

图17-1 术后生命体征监护

术后需要维持患者血流动力学稳定，避免低血压引发重要器官灌注不足而导致相应并发症，对存在可疑神经损伤的患者，应当维持平均动脉压高于85 mmHg（1 mmHg=0.133 kPa）以保证脊髓灌注，出现低血压时需要及时排除低血色素、容量不足等情况，并及时予以纠正。对于接受胸段脊柱手术的患者，需要警惕术后血气胸的情况，重点关注心率、血氧饱和度、呼吸频率等，一旦出现异常，需要及时进行排查。术后需对患者体温进行监测，术后可出现一过性体温升高，这种情况通常并非感染所致，主要为手术创伤或吸收热所致，通常不超过38.5 ℃，可予物理降温、口服对乙酰氨基酚或者布洛芬混悬液对症治疗。对于体温持续升高的患者，需警惕切口感染、呼吸系统感染、泌尿系统感染等，需结合患者临床症状和血常规、红细胞沉降率、超敏C反应蛋白、降钙素原等指标值及变化趋势进行综合判断。

二、神经功能监测

脊柱手术尤其是需要进行截骨手术的操作存在脊髓、神经根损伤或者缺血的风险。相较术中，术后可以即刻观察到脊髓、神经根损伤的急性损伤，术后迟发性神经损伤更加隐匿、危害性更大，多发生在术后72 h内，尤其是术后24~48 h。术后迟发性神经损伤的病因不明，通常认为与脊柱矫形导致的脊髓张力变化、脊髓及神经根的慢性压迫、术后持续低灌注等导致的脊髓缺血相关。及时发现迟发性神经损伤的征象并予以有效的干预对于改善患者的预后至关重要，因此术后早期对神经功能进行动态密切监测是术后管理的重要环节之一。对存在以下情况的患者术后需重点监测神经功能：①术前存在神经受损症状；②存在椎管内病变，例如椎管内肿瘤、脊髓栓系、脊髓纵裂等；③术中怀疑神经损伤、术中脊髓监测信号异常；④术前畸形严重、术中矫形程度较大；⑤术后即刻神经功能较术前恶化。除观察躯干、双下肢的感觉和运动情况之外，还需对上肢的神经功能情况进行监测，尤其是进行颈椎、颈胸段手术的患者，可能发生参与组成臂丛神经的神经根损伤。

三、呼吸系统管理

1. 术后肺不张

对于术前评估有并发肺不张高危风险的患者，如再经历长时间全麻手术，其并发术后肺不张的风险增高，如不及时处理可引起严重的肺部并发症（图17-2）。预防和治疗肺不张应积极施行气道廓清技术和肺扩张疗法，通过调动患者主动的吸气潜能或借助诱发性肺量计、呼气末正压或持续气道正压等装置来提高吸气驱动压力，增加潮气量，改善肺内气体分布，最终达到治疗或预防肺扩张不全的目的。当痰液黏稠、不易咳出时，还可结合应用黏液溶解剂使痰变稀薄易于咳出，如吸入乙酰半胱氨酸溶液3 mL/次，每天2次。若肺不张伴感染时，应按肺部感染处理。

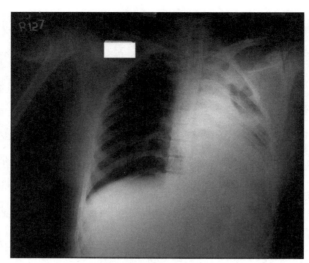

图17-2 术后左肺不张并塌陷

2. 肺部感染

手术后和创伤后肺通气不足，膈肌活动差，咳嗽反射受损或受抑制，支气管痉挛和脱水等综合因素引起支气管分泌物滞留，进而发生肺部感染，其死亡风险显著增加。主要治疗办法是针对病原体使用抗菌药物，常用咳嗽排出深部痰液做细菌培养，更推荐使用纤支镜取气管内吸出物或支气管吸出物。在未获得菌源学证据之前，初始治疗只能经验性选择抗菌药物，其关键是确定患者是否为多重耐药（multidrug resistant，MDR）菌感染，从而判断是否有必要使用广谱抗生素。脊柱外科择期大手术的患者，一般仅有0~1个多重耐药菌危险因素，推荐使用β-内酰胺联合大环内酯或喹诺酮类抗生素进行经验性治疗。当危险因素≥2个，则推荐联合使用对铜绿假单胞菌有效的β-内酰胺及喹诺酮类（或氨基糖苷类），并可根据具体情况加用利奈唑胺或万古霉素。抗菌药物使用疗程目前推荐7~8 d的短疗程，但应监测炎性指标，根据红细胞沉降率、C反应蛋白、白介素-6和降钙素原水平变化动态调整。

3. 肺水肿

脊柱择期手术对胃肠道影响较小，术后应尽量降低对一日三餐饮食节律的干扰，在满足麻醉要求前提下，缩短术前禁食禁饮时间，术后尽早进食，鼓励经口摄入。如果补液过多容量负荷过度，可能导致肺水肿及一系列并发症，应立即应用利尿剂、血管扩张药，以降低心脏前后负荷和肺毛细血管压。另外应用糖皮质激素可以抑制炎症反应，还可促进肺水肿消退，必要时机械通气改善氧合。

4. 低氧血症

低氧血症可导致严重后果，若动脉血氧分压<60 mmHg，或脉搏氧饱和度<90%。须立即寻找原因并及时处理。从麻醉角度，了解插管拔管期间是否有返流误吸，是否肌松药、阿片类药物或镇静剂代谢不全，术中是否输液过多导致肺水肿等；从手术角度，了解是否长时间手术固定体位导致肺不张，手术过程中是否伤及胸膜发生气胸等；从患者角度，了解是否发生因疼痛导致呼吸过浅的限制性通气功能障碍，是否因安置镇痛泵而发生阿片类药物的呼吸抑制，是否发生术后肺栓塞等。寻找到原因后，根据情况进行治疗。

5. 哮喘和支气管痉挛急性发作

既往有哮喘病史的患者，术后应随身携带常用支气管哮喘喷雾剂；这些患者术后出现支气管痉挛的概率显著升高，多数与麻醉插管、麻醉深度、药物及分泌物对呼吸道的刺激有关，一旦哮喘发作，立即应用支气管哮喘喷雾剂。无哮喘史患者发生哮喘，首先要快速明确诊断，去除诱因，麻醉状态下可给予小剂量肾上腺素（5~10 μg）静脉推注并持续泵注肾上腺素。住院患者发生支气管痉挛，立即加压给氧（包括面罩、无创呼吸机或气管插管）维持血氧饱和度，以避免重要脏器缺氧。同时予氢化可的松 100~200 mg，静脉联合吸入 β_2 受体激动剂，推荐和胆碱能受体拮抗剂联合雾化，静脉给予氨茶碱类药物，紧急时给肾上腺素 0.1 mg 静脉注射。疗效评价主要关注呼吸困难是否解除和血气检查结果。

四、循环系统管理

（一）冠心病患者

（1）术前进行抗栓桥接的患者，术后尽可能在24~72 h（最好48 h内）恢复双抗治疗。采用低分子肝素桥接者，术后继续低分子肝素治疗，术后24~72 h无活动性出血时，尽早恢复双联抗血小板治疗，停用肝素，详见表17-1。

表 17-1　常见抗血栓药物恢复用药时机

药物		术后恢复用药时机
维生素K拮抗剂		
	华法林	术后 12~24 h
抗血小板药物		
	阿司匹林	
	未行PCI者	术后出血风险减少后
	PCI术后	术后出血风险减少后
	氯吡格雷	术后出血风险减少后
	普拉格雷	术后出血风险减少后
	替格瑞洛	术后出血风险减少后
其他抗凝药物		
	普通肝素（静脉）	
	低出血风险	术后 24 h
	高出血风险	术后 48~72 h
	普通肝素（皮下）	
	低出血风险	术后 24 h
	高出血风险	术后 48~72 h
	低分子肝素	
	低出血风险	术后 24 h
	高出血风险	术后 48~72 h
	达比加群酯	
	低出血风险	
	肾功能正常	术后 24 h
	肾功能不全	术后 24 h
	高出血风险	
	肾功能正常	术后 48~72 h
	肾功能不全	术后 48~72 h
	利伐沙班、阿哌沙班及艾多沙班	

药物		术后恢复用药时机
	低出血风险	术后24 h
	高出血风险	术后48~72 h

注：PCI 为经皮冠状动脉介入治疗

（2）术后48~72 h 每天测定肌钙蛋白数值。65岁以上患者建议测定脑钠肽（brain natriuretic peptide，BNP）及 N 末端脑钠肽前体（NT-proBNP）。必要时进行床旁心脏超声检查。

（3）术后尽早恢复术前相关心血管用药。

（二）高血压患者

术后抗高血压药衔接患者恢复胃肠功能后尽可能早期恢复术前口服降压药如β-受体阻滞剂，排除低血容量后即可加服 ACEI 和 ARB 类药物。

（三）术后循环系统常见问题及其处理方案

1. 术后心肌梗死或心肌损伤

术后心肌损伤（postoperative myocardial injury，PMI）定义为外科手术后出现的伴或不伴临床症状、心肌缺血的心电图改变以及影像学改变的术后急性心肌标志物升高。如患者于非心脏外科术后24或48 h 检测的肌钙蛋白水平较术前基线水平（如术前未查，可将术后24 h 检测值作为基线水平）升高，且上升的幅度超过该检测方法正常上限，则可考虑诊断为术后心肌损伤。在术后心肌损伤的基础上如伴有心肌缺血的心电图改变，或新发室壁运动异常/存活心肌减少的影像表现，则可诊断为术后心肌梗。根据国内临床研究，术后心肌损伤在80岁以上老年人中的发生率高达14%，且与术后短期及长期死亡率均高度相关。由于多数的术后心肌损伤发生于术中或术后麻醉/镇痛药物持续使用期间，约90%发生术后心肌损伤的患者无明显的临床症状，如不注意监测容易漏诊。因此对具有相应危险因素的患者应在术前检测基线肌钙蛋白，并于术后复查。

术后心肌损伤的病因有多种，除冠状动脉缺血外，亦可能为急性心力衰竭、快速心律失常、脓毒症、肺栓塞等所致。而术后心肌梗死的发病机制除冠状动脉闭塞外，亦可能为在原有冠状动脉狭窄基础上由严重贫血、低血压导致心肌灌注不足。除非考虑发生冠状动脉急性闭塞，其他术后心肌损伤无须急诊冠状动脉介入诊疗，而应以治疗原发病因为主。若术后心肌梗死是由冠状动脉动脉粥样硬化斑块破裂、血栓形成所致，除予以抗血小板药物、他汀类药物治疗外，应与心血管内科医生协商是否需冠状动脉介入诊疗。为明确发生术后心肌损伤的患者是否发生术后心肌梗死及是否需要冠状动脉介入，应完善心电图、超声心动图等检查协助诊断。

术后应激性心肌病可能是术后心肌损伤的一种罕见情况，由于缺乏明确的诊断标准，具体发病率仍未明确，诊断高度依赖于典型的影像学特征（图17-3，图17-4）。术后心肌损伤患者如在超声心动图下发现典型的应激性心肌病影像学特征应考虑该疾病可能。

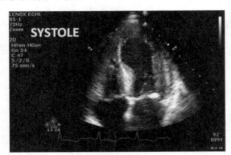

图17-3 应激性心肌病超声心动图

收缩期左心室，伴有心尖运动不清和基底节段过度活跃，呈现"章鱼陷阱"的外观

引自：Lisung FG，Shah AB，Levitt HL，et al. Stress-induced cardiomyopathy[J]. BMJ Case Rep. 2015 Apr 9；2015：bcr2014208690.

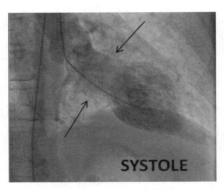

图17-4 左心室造影图

左室收缩期心尖运动差和基底部过度收缩。箭头指向为左心室基底部运动过度

引自：Lisung FG，Shah AB，Levitt HL，et al. Stress-induced cardiomyopathy[J]. BMJ Case Rep. 2015 Apr 9；2015：bcr2014208690.

2. 术后心力衰竭

非心脏外科手术术后发生心力衰竭的风险与其基础疾病高度相关，术前应进行充分的风险评估，慢性心力衰竭患者应继续采用原有治疗方案。避免术后心力衰竭的一个关键点是容量管理，主要心血管疾病高风险患者应考虑目标导向液体治疗（goal-directed therapy，GDT）。非心脏外科手术术后急性心力衰竭患者的诊疗原则与其他心力衰竭患者一致。

3. 术后肺栓塞

非心脏外科手术术后发生肺栓塞患者的死亡率较高，但肺栓塞的确切发生率仍未明确。对于未发现明确病因的术后心肌损伤患者，均应考虑急性肺栓塞的可能性，尽快完善检查。已明确诊断为肺栓塞的患者应尽早开始抗凝治疗，优先选择低分子肝素及磺达肝癸钠。超声心动图及血流动力学对于判断术后肺栓塞患者是否需抗凝以外的进一步治疗措施有重要指导意义，如溶栓治疗或肺动脉介入/手术治疗。术后肺栓塞患者后续可改为口服抗凝药，如出血风险允许，抗凝治疗应持续至少3个月。

五、神经系统管理

（一）术后急性脑卒中的预防

1. 抗凝治疗的时机

对于房颤患者或合并心脑血管疾病患者，术后使用抗凝药物或抗血小板药物可减少脑卒中风险。对于因手术需要中断抗凝治疗的患者，术后应在充分止血的情况下，结合手术相关出血并发症的风险决定重启抗凝治疗的时机。重启维生素K拮抗剂（VKA）治疗需要较长时间才能达到预期抗凝效果，对于有高血栓风险的患者需要替代抗凝桥接治疗。通常情况下，术后24 h内可以重启维生素K拮抗剂治疗；但如出血风险较高，可延迟维生素K拮抗剂重启治疗。

新型口服抗凝剂（DOAC）半衰期较短，多数情况下术后重启新型口服抗凝治疗不需要使用替代抗凝治疗桥接。对于接受椎管内麻醉的患者，新型口服抗凝剂可能导致硬膜外血肿，术前需要停用，术后24 h重新启动。

2. 抗血小板治疗的时机

合并心脑血管疾病的患者多长期服用阿司匹林等抗血小板药物进行二级预防。若手术前暂停抗血小板药物治疗，建议在术后止血完全后24 h内尽快重启抗血小板药物治疗。

3. 术后循环管理

健康患者可以耐受较基础值降低25%~35%的血压，但是对于合并严重颈动脉狭窄/闭塞、Willis环不完整或脑血流自动调节范围右移的患者，低血压可导致分水岭区域梗死。建议此类患者术后血压降低不应超过基础值的20%。同时要维持足够的血红蛋白水平，纠正低血容量。对于术前合并心脏收缩功能异常的老年患者，可使用缩血管药物维持循环平稳，必要时给予正性肌力药物。术前合并阵发房颤的患者，术后可能出现房颤发作。应该积极寻找并纠正导致快速房颤的病因，给予艾司洛尔或胺碘酮降低心室率；如快速房颤已导致严重的低血压，可以考虑同步电复位治疗。

（二）术后新发急性脑卒中的诊断与治疗

1. 术后新发急性脑卒中的诊断

手术后麻醉药物的残留作用和病生理改变常常会掩盖脑卒中的症状，造成脑卒中识别、诊断及治疗的延误，因此需要适用于术后医护人员的简便、快速的神经功能筛查手段，推荐使用美国国立卫生院卒中量表（NIHSS）详细评估神经系统症状及体征，便于与神经科医师交流，加快诊疗进程。

除了神经系统评估外，临床评估还应包括血压、血氧饱和度、体温监测以及血糖、电解质、血常规和凝血功能检查。疑似病例应即时行脑CT或MRI检查以明确诊断，鉴别是缺血性还是出血性脑卒中，并将神经功能损害与影像学检查结果相对照。推荐行颅脑CT灌注、MRI加权弥散或灌注成像检查，帮助筛选符合机械取栓指征的患者。

2. 术后新发急性脑卒中的治疗

脑卒中的治疗包括药物、血管内介入和外科治疗。重组人组织型纤溶酶原激活物（rt-PA）静脉溶栓治疗是急性缺血性卒中的首选方法，但须经多学科会诊核对适应证和禁忌证，特别是对于椎管内手术后的患者，需要评估溶栓治疗的风险和收益。对于静脉溶栓治疗失败的脑卒中患者或有静脉溶栓禁忌证的患者，可采取血管内介入治疗（图17-5，图17-6）。非心源性急性缺血性脑卒中的患者，推荐使用抗血小板药物以降低脑卒中和其他心血管事件复发的风险。在无禁忌证的卧床卒中患者中，除了常规治疗（阿司匹林和补液）外，建议对下肢间歇气动加压，以减少深静脉血栓形成的风险。

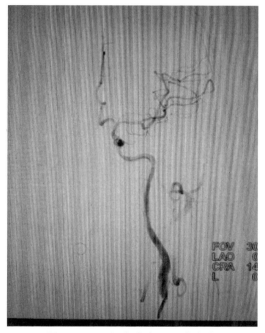

图17-5　脑梗患者介入治疗术中

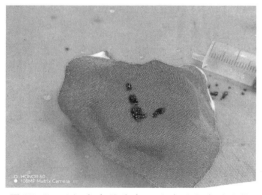

图17-6　脑梗患者接受介入治疗后取出的血栓

支持治疗对于减少脑卒中的并发症至关重要。急性脑卒中患者应给予辅助氧疗以保持氧饱和度>94%；并发意识障碍及球麻痹影响气道功能者，应进行气道支持及辅助通气；无低氧血症者无须辅助吸氧治疗。纠正低血压及低血容量，保障正常灌注以维持脏器功能。血压升高且需要静脉溶栓的患者，应该在溶栓前谨慎降压，使收缩压<185 mmHg、舒张压<110 mmHg。对于机械取栓的患者，在治疗过程中及治疗结束后的24 h内将血压调整至≤180/105 mmHg。应积极寻找发热（体温>38 ℃）的原因，对于发热的脑卒中患者应予药物降温治疗。将血糖控制在7.8~10 mmol/L，并严格监测，避免发生低血糖（<3.3 mmol/L）。康复医师应评估急性脑卒中患者的功能障碍，为患者提供早期康复治疗。

（三）谵妄

1. 概述

谵妄是一种急性暂时性脑功能异常，常常在数小时至数天之内发生，以注意力不集中、意识水平改变和认知功能障碍为特征，病情往往在短时间内呈波动性变化。谵妄的发生伴随预后恶化，包括术后近期并发症增多、住院时间延长、医疗费用增加和死亡率升高，以及术后远期认知能力及生存质量下降、存活时间缩短。

老年住院患者中谵妄发生率为7%~35%；在急诊、外伤性骨折等需要进行手术的老年患者中，术前谵妄的发生率可高达60%。术后谵妄发生率与手术的创伤程度相关。

2. 危险因素

谵妄的发生通常是易感因素和促发因素相互作用的结果（表17-2）。易感因素与患者的基础状况密切相关，其中大脑老龄化、衰弱和痴呆等被认为是谵妄发生的重要易感因素。对于术后患者，术后应激、麻醉/镇痛药物、疼痛和电解质紊乱等是谵妄发生的重要促发因素。

表17-2　术后谵妄的易感因素和促发因素

易感因素	促发因素
高龄（≥65岁）	药物
认知功能储备减少	镇静催眠药
痴呆	抗胆碱药
认知功能损害	多种药物治疗
抑郁	酒精或药物戒断
脑萎缩	复杂手术
生理功能储备减少	长时间体外循环
衰弱	各种诊断性操作
自主活动受限	术中低血压
活动耐量降低	术中低脑氧饱和度
视觉或听觉损害	收住ICU
经口摄入减少	环境改变
脱水	疼痛刺激
电解质紊乱	精神紧张
营养不良	并发疾病
严重疾病	感染
多种并存疾病	严重急性疾病
精神疾病	代谢紊乱
脑卒中史	体温异常
代谢紊乱	休克
创伤或骨折	低氧血症
终末期疾病	贫血
合并HIV感染	脱水

续表

易感因素	促发因素
睡眠呼吸紊乱/失眠症	低蛋白血症
药物应用	营养不良
药物依赖	疼痛
酗酒	睡眠障碍
ApoE4基因型	脑卒中

3. 预防

（1）非药物预防：非药物措施是预防谵妄的首要选择。非药物干预主要是针对谵妄的促发危险因素包括认知损害、睡眠剥夺、制动、视觉损害、听觉损害和脱水，所采取的针对性措施包括保持定向力、改善认知功能、早期活动、改善睡眠、积极交流、佩戴眼镜和助听器、预防脱水等（表17-3）。多项荟萃分析结果显示非药物干预治疗可以使谵妄发生风险降低约53%。

表17-3　谵妄非药物预防措施

危险因素	干预措施
认知损害	改善认知功能；改善定向力；避免应用影响认知功能的药物
活动受限	早期活动；每日进行理疗或康复训练
水电解质失衡	维持血清钠、钾正常；控制血糖；及时发现并处理脱水或液体过负荷
高危药物	减量或停用苯二氮䓬类药物、抗胆碱能药物、抗组胺药和哌替啶；减量或停用其他药物，以减少药物相互作用和不良反应
疼痛	使用对乙酰氨基酚或非甾体抗炎药物；使用神经阻滞；有效控制术后疼痛；避免使用哌替啶
视觉、听力损害	佩戴眼镜或使用放大镜改善视力；佩戴助听器改善听力
营养不良	正确使用假牙；给予营养支持
医源性并发症	术后尽早拔除导尿管，避免尿潴留或尿失禁；加强皮肤护理，预防压疮；促进胃肠功能恢复，必要时可用促进胃肠蠕动的药物；必要时进行胸部理疗或吸氧；适当的抗凝治疗；防止尿路感染
睡眠剥夺	减少环境干扰包括声音和灯光；非药物措施改善睡眠

（2）药物预防：术后给予右美托咪定可减少术后谵妄发生。

4. 治疗

（1）非药物治疗：非药物干预治疗可以降低谵妄的发生风险，这些措施同样适用于谵妄患者的治疗（表17-3）。非药物措施是谵妄的首选治疗。

（2）药物治疗

①精神类药物：氟哌啶醇和非经典类精神药物，如喹硫平和奥氮平均被用于治疗躁动型谵妄。但是需要警惕此类药物的不良反应，如锥体外系反应、QT间期延长等（表17-4）。

②右美托咪啶：右美托咪啶用于治疗躁动型谵妄患者，可缩短谵妄持续时间。

表17-4　用于谵妄治疗的抗精神病药物

药物类型	药物	剂量和用法	不良反应	说明
典型抗精神病药物	氟哌啶醇	0.5~2.0 mg，1次/4~6 h，po/iv/sc/im	椎体外系症状，特别是当剂量>3 mg/d时；QT间期延长；神经安定药恶性综合征[a]	老年患者从小剂量开始，每15~20分钟可重复，直至症状控制；高活动型谵妄患者推荐肠道外给药；酒精/药物依赖患者、肝功能不全患者慎用
非典型抗精神病药物	利培酮	0.25~2.00 mg，12~24 h/次，po	椎体外系症状略少于氟哌啶醇；QT间期延长	用于老年患者时，死亡率增加
	奥氮平	2.5~10.0 mg，12~24 h/次，po		
	喹硫平	12.5~200.0 mg，12~24 h/次，po		

注：po为口服；iv为静脉注射；sc为皮下注射；im为肌肉注射；[a]神经安定药恶性综合征的典型表现包括肌肉僵硬、发热、自主神经功能不稳定、谵妄等，可伴有血浆肌酸磷酸激酶升高

六、血糖管理

1. 积极防治术后疼痛、焦虑失眠、感染等可能引起应激性血糖升高的危险因素。

2. 术后返ICU的重症患者容易出现血糖波动，应继续静脉泵注胰岛素。术中持续静脉泵注胰岛素者，建议术后继续泵注24 h以上。开始全胃肠外营养（total parenteral nutrition，TPN）时需要大剂量胰岛素维持血糖，推荐静脉输注胰岛素，营养液剂量稳定后也可在全胃肠外营养中直接加入短效/速效胰岛素。已用胰岛素的患者，全胃肠外营养意外中断≥1 h需要输入含糖液体以避免低血糖。

3. 术后积极防治恶心呕吐，尽早恢复肠内营养或正常饮食。病情平稳的普通病房患者可以过渡到皮下注射胰岛素控制血糖。如果使用中长效胰岛素，应在停用静脉胰岛素前2~3 h注射，短效或速效胰岛素在停用静脉前1~2 h注射，避免在夜间加用。1型糖尿病尤其应该保证皮下胰岛素和静脉胰岛素之间的重叠。非糖尿病患者（HbA1c<6.5%）、静脉胰岛素用量小者（≤2 U/h），可以不加基础胰岛素。

4. 术后肾功能完全正常、无心力衰竭时，可以加用二甲双胍，大手术患者一般不早于术后48 h。促胰岛素分泌类药物应在进食完全正常后加用，可先从低剂量开始，逐步调整到原有用量。如果患者有心衰、液体潴留或肝功能异常，不应使用噻唑烷二酮类药物。

5. 日间手术术后监护至排除低血糖风险后方可离院。皮下注射速效胰岛素1.5 h内、常规胰岛素3~4 h内有发生低血糖的危险。离院途中应随身携带含糖饮料。常规降糖治疗需推迟到恢复正常饮食以后。

七、胃肠道管理

（一）术后恶心呕吐防治

术后恶心、呕吐等胃肠道不适是脊柱手术术后常见并发症，降低患者手术体验感并会影响患者进食，进而延长患者术后康复进度。对于脊柱外科手术患者，术后恶心呕吐（PONV）的高危因素包括：女性、不吸烟、既往术后恶心呕吐史或晕动病症史、使用阿片类药物镇痛。对合并1~2个以上恶心呕吐高危因素的高龄患者，根据ERAS理念，麻醉手术前可预防性经静脉给予地塞米松5~10 mg，给予5-羟色胺受体拮抗剂，术后实施低阿片多模式镇痛方案以减少阿片药物用量。如果患者术后仍然出现恶心呕吐时，应给予不同作用机制的止吐药物进行补救治疗。

（二）术后进食水管理

手术结束后，由医护人员对患者的麻醉苏醒程度进行评估，当患者麻醉恢复后Steward评分≥4分、无恶心、呕吐即可饮水，饮水后无不适则可于术后2 h给予患者少量流食，术后6 h逐步增加进食水量。但要注意早期避免饮用纯牛奶、豆浆等可导致腹胀的食物，之后逐渐恢复正常饮食，主要选易消化的食物。术后第1日恢复高蛋白饮食，少食多餐，评估并记录患者的液体出入量与进食量。若患者呕吐、腹痛、腹胀等术后胃肠道症状持续不缓解，需要警惕麻痹性肠梗阻、胰腺炎等少见并发症，必要时行血液淀粉酶监测，并进行腹部X线、CT及超声检查等。对于症状持续者，可予以禁食水、胃肠减压、间断灌肠等治疗，对于并发胰腺炎患者，请消化内科及普通外科会诊指导治疗。

八、泌尿系统管理

1. 定义与诊断

脊柱外科术后应持续密切监测患者尿量，如果尿量突然持续性减少，或者血肌酐突然明显升高应高度怀疑发生了急性肾损伤。急性肾损伤是指在数小时或数天内发生的肾功能突然下降。目前最常用的是KDIGO标准。KDIGO标准基于短时间内肌酐和尿量的变化诊断急性肾损伤，并根据其严重程度分为3个等级（表17-5）。

表17-5 急性肾损伤的KDIGO诊断标准

分级	肌酐指标	尿量指标
1级	48 h内升高至≥26.5 μmol/L；或7 d内升高1.5~1.9倍	尿量<0.5 mL/（kg·h），持续6~12 h
2级	升高2.0~2.9倍	尿量<0.5 mL/（kg·h），持续≥12 h
3级	升高3倍或以上；或≥353.6 μmol/L；或开始进行肾脏替代治疗；或年龄<18岁患者的肾小球滤过率<35 mL/（min·1.73 m²）	尿量<0.3 mL/（kg·h），持续≥24 h；或无尿≥12 h

2. 危险因素

危险因素可分为患者相关危险因素、手术相关危险因素和围手术期管理。患者相关因素包括高龄、高血压、糖尿病、心力衰竭、周围血管疾病、脑血管疾病、贫血、低白蛋白血症和慢性肾脏疾病等。其中最重要的危险因素是慢性肾脏疾病。手术相关危险因素包括手术时间长、腹腔内手术、心脏手术等。在围手术期管理方面，术中低血压与术后急性肾损伤密切相关。有研究发现术中MAP<60 mmHg超过20 min或MAP<55 mmHg超过10 min会明显增加术后急性肾损伤的发生风险。与平衡盐溶液相比，应用人工胶体液是感染中毒性休克等危重症患者急性肾损伤的独立危险因素。另外，术中输注异体血的患者术后急性肾损伤发生率明显增加。

3. 治疗

对于急性肾损伤的治疗，首先应明确其发生的原因，纠正病因。目前还没有已证实的有效药物治疗方案。建议对急性肾损伤患者采取多模式治疗策略，包括维持患者的血流动力学稳定，纠正血容量不足或过负荷，维持电解质和酸碱平衡，治疗高血糖、贫血、感染，多数轻症患者的肾脏功能可以完全恢复。

当发生严重急性肾损伤时，肾脏替代治疗（RRT）是唯一选择。但是关于肾脏替代治疗启动的最佳时间、方式和持续时间等问题目前仍没有统一标准。对于循环不稳定的患者，建议使用持续肾脏替代治疗，而不是标准的间断肾脏替代治疗。"晚期"肾脏替代治疗（即传统适应证：难治性代谢性酸中毒，pH<7.2；前负荷充足的情况下，尿量<0.3 mL/（kg·h），超过24 h；氮质血症，血肌酐>353.6 μmol/L；血钾>6.0 mmol/L和肺水肿）和"早期"肾脏替代治疗（即缺乏传统适应证的急性肾损伤患者，在前负荷充足的基础上低血压仍持续存在超过6 h，并且预测肾脏快速恢复的可能性较低）对急性肾损伤患者预后的影响还存在争议。建议应在肾功能恢复到足以满足患者需求时停止肾脏替代治疗治疗，并且建议不要使用利尿剂促进肾脏功能恢复或用来减少肾脏替代治疗的持续时间和频率。

九、血液管理及血栓预防

（一）血液管理

术后应密切观察患者切口及引流管引流量，监测血红蛋白水平和红细胞压积的变化趋势，在符合输血指征的前提下，酌情进行输血治疗。术后单独口服／静脉补充铁剂和促红细胞生成素（erythropoietin，EPO）以及两者的联合使用可使患者获益。

（二）血栓预防

术后静脉血栓栓塞（VTE）是常见的脊柱术后并发症，建议患者术后当天进行床上下肢功能锻炼，术后早期下地以减少术后下肢静脉血栓发生。物理预防包括逐级加压袜、间歇充气加压装置和足底加压泵，对于Caprini（表17-6）评估为高风险以上的患者，可皮下注射预防剂量的低分子肝素，应在术前12 h停用和在术后24 h后开始应用。对于已经发生的术后下肢静脉血栓，注意抬高患肢，避免按摩以防止血栓脱落引起肺栓塞等并发症。下腔静脉植入滤器可在一定程度上减少血栓脱落再栓塞风险。

表17-6 手术患者VTE风险评估表（Caprini评分表）

1分	2分	3分	5分
年龄41~60岁	年龄61~74岁	年龄≥75岁	脑卒中（<1个月）
小手术	关节镜手术	VTE史	择期关节置换术
体质指数>25 kg/m²	大型开放手术（>45 min）	VTE家族史	髋、骨盆或下肢骨折
下肢肿胀	腹腔镜手术（>45 min）	凝血因子VLeiden突变	急性脊髓损伤（<1个月）
静脉曲张	恶性肿瘤	凝血酶原G20210A突变	—
妊娠或产后	卧床>72 h	狼疮抗凝物阳性	—
有不明原因的或者习惯性流产史	石膏固定	抗心磷脂抗体阳性	—

1分	2分	3分	5分
口服避孕药或激素替代疗法	中央静脉通路	血清同型半胱氨酸升高	—
感染中毒症（<1个月）	—	肝素诱导的血小板减少症	—
严重肺病，包括肺炎（<1个月）	—	其他先天性或获得性血栓形成倾向	—
肺功能异常	—	—	—
急性心肌梗死	—	—	—
充血性心力衰竭（<1个月）	—	—	—
炎性肠病史	—	—	—
卧床患者	—	—	—

注：1. VTE：静脉血栓栓塞症 2. 术后VTE发生风险分为：极低危（0分）、低危（1~2分）、中危（3~4分）、高危（≥5分）

十、液体与营养管理

液体管理是术后管理与治疗的重要环节。术后需要评估体液平衡，包括术后出量（尿量、引流量等）、输入液体种类及液体量。根据患者体重和年龄计算每日所需的液体总量和种类。根据患者的心肺功能、生命体征、液体种类动态调整输液总量和速度，必要时使用输液泵，防止容量不足或容量超负荷引起的不良后果。对于需要长期禁食的患者，需要与临床营养科共同制定肠外营养方案。

十一、术后抗菌药物使用管理

术后继续按《抗菌药物临床应用指导原则》预防性使用抗菌药物24 h，如有切口渗液、肿胀等情况可适当延长使用时间至术后72 h。

十二、切口管理

1. 术后切口管理

（1）一般处理：术后加强肌肉主动收缩锻炼，促进静脉、淋巴回流，休息时抬高患肢，减轻患肢水肿。

（2）密切观察切口情况：术后定时检查切口，敷料干燥没有渗出时无须每天更换敷料，但每天至少2次检查切口情况，重点询问患者切口和手术部位疼痛程度，尤其注意有无异常疼痛加重，检查切口及其周围有无红肿、压痛、皮温升高和皮肤张力异常增加。

（3）切口敷料管理：通常情况下，术后适当加压包扎可使切口周围组织贴附在一起，以减少各层组织的分离，如患者无特殊不适，且切口渗血风险高，术后敷料干燥无渗血者可40 h后再更换敷料。密切观察切口情况，如有发红、肿胀、压痛、渗血、渗液时必须及时处理，以避免逆行感染。

2. 切口渗血、渗液的处理

（1）切口渗血：如仅为切口皮下渗血、且皮缘对合良好者，术后24 h内可仅做加压包扎，暂停抗凝药物，限制关节屈曲活动，但不限制肌肉主动等长收缩的运动；如术后24 h后仍有渗血、或皮缘对合不佳者，必须及时缝合、对齐皮缘。如为深筋膜层缝合不严或缝线断裂所致渗血，必须立即局部麻醉下进行宽边距、全层严密缝合。

（2）切口渗液：必须立即检查是否存在低蛋白血症、切口皮缘是否对齐。低蛋白血症者应及时纠正蛋白水平；皮缘对合不佳者需拆除原缝线或缝合钉，对齐皮缘后重新缝合。渗液超过48 h者应高度怀疑感染或脂肪液化，应部分拆除缝线后引流，以避免逆行深部感染。

（3）切口浅层感染管理：一旦出现切口渗血、渗液应延长预防性抗菌药物使用时间，并在病程中做相应记录。如出现切口渗液伴红肿、疼痛明显加重等情况，则怀疑发生切口浅层感染，应立即拆除相应部位缝线引流或做浅层清创，并立即根据经验加强预防性抗菌药物强度（建议选择二代头孢菌素联合万古霉素）。

（4）手术部位深部感染管理：术后切口持续渗液超过48 h，手术部位疼痛、肿胀、压痛明显，局部软组织张力明显增高，出现明显肿胀、压痛、皮温升高，炎性指标呈上升趋势时，应考虑手术部位深部感染。应先经皮肤完好、无明显红肿部位做穿刺抽液进行有核细胞计数、分类和细菌培养，同时积极准备急诊行清创冲洗引流术，术中再送积液培养，以彻底清除感染炎性和失活组织，并置管冲洗引流。

3. 切口拆线

（1）拆线时手术部位评估：拆线时需评估患者切口和手术部位疼痛程度，正常情况下患者应无明显疼痛感，同时检查切口愈合情况和手术部位有无发红、肿胀、皮温升高、压痛。

（2）拆线时间：通常Ⅰ类切口颈椎手术后1周拆线，胸、腰椎手术后2周拆线，肢体非关节部位手术后10~14 d拆线，Ⅱ/Ⅲ类切口拆线时间待门诊检查患者切口愈合情况后根据患者个体情况决定，通常需在Ⅰ类切口拆线时间基础上适当延迟拆线。

（3）拆线后切口浅层感染：拆线后如出现切口及其周围疼痛、红肿、皮温升高、压痛、关节活动时有皮肤牵拉痛，但手术部位深部及关节腔无明显疼痛、肿胀和压痛时应考虑切口浅层感染，需立即再入院静脉输注抗菌药物。之前手术有病原菌阳性培养结果的患者，应选择之前使用有效的敏感抗菌药物继续治疗；无法确定敏感抗菌药物的情况下，无内植物者可经验性选择一代头孢+喹诺酮类（如莫西沙星或左氧氟沙星），有内植物者选择万古霉素+喹诺酮类（如莫西沙星或左氧氟沙星）抗感染治疗。切口有分泌物者，需多次取分泌物培养，并根据培养结果和临床治疗效果调整抗菌药物。如出现切口裂开、愈合不良伴感染者，需急诊行清创缝合，术中仔细检查深筋膜有无破口、浅层感染有无与深部相通，术中彻底清除感染的炎性和失活组织，多次（至少2次）过氧化氢和聚维酮碘溶液浸泡，大量生理盐水（10 000 mL以上）冲洗，根据切口感染情况和软组织张力情况进行一期或二期缝合。

（4）拆线后手术部位深部感染：通常表现为关节或深部组织的疼痛、肿胀和局部皮温升高，并可能有全身感染症状，如发热、乏力、精神萎靡等。患者应急诊入院行深部脓肿穿刺抽液做有核细胞计数、分类和细菌培养，同时按前述原则选择抗菌药物静脉输注。一般情况允许下应尽快急诊手术行感染病灶清除，并根据感染发生时间、宿主抵抗力强弱、细菌毒力强弱和耐药性、局部组织条件、有无骨破坏等因素选择是否保留内植物及选择一期或二期翻修。

十三、手术部位感染防治

脊柱术后切口深部感染是临床上较为严重的术后并发症。确诊感染者，及时根据药敏试验结果调整抗生素应用方案。如果合并硬膜外脓肿及进行性神经功能障碍，则需果断选择二次手术，及时进行清创、冲洗引流术。感染后内固定能否保留的关键在于初次尝试清创保留内固定后感染是否能够成功控制，而融合是否成功也是决定是否保留内固定的重要因素，需结合患者具体情况而定，原则是未融合能保则保，否则为控制感染只能取出。后期密切随访观察有无脊柱失稳定或畸形，视情况考虑是否需二期翻修手术。感染清创后VSD负压引流可提高脊柱术后切口深部感染的治愈率（图17-7，图17-8）。

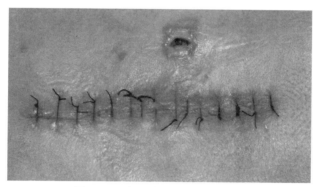

图17-7 脊柱外科手术切口感染

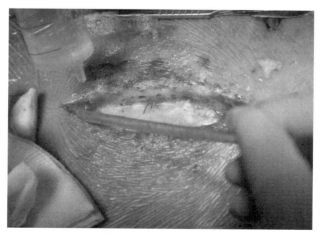

图17-8 脊柱外科手术切口感染清创过程

十四、体温管理

脊柱外科术后导致发热的因素包括吸收热、贫血、感染、药物热等，需要识别病因。大多数患者术后1周内发热并非感染的表现，而是机体应对手术创伤的生理性反应。向患者及家属充分解释发热原因，缓解其紧张情绪尤为重要。体温波动在37.3~37.9 ℃时，通常给予物理降温。物理降温无效或体温≥38 ℃时，给予药物降温。体温>38.5 ℃伴寒战，可抽血进行血培养。因血培养阳性率较低，多次血培养应选取不同的静脉穿刺部位。术后密切监测患者体温变化。结合临床表现及辅助检查进行病情的鉴别，排除手术部位感染、肺部感染、泌尿系统感染等可疑感染。积极对症处理，并评估措施的有效性。

十五、体位管理

术后体位管理对于脊柱外科手术非常重要。①术后返回病房时，首先要确认患者有无重要部位受压、压力性损伤等表现；注意保持脊柱水平位置过床；与手术医师就术中情况尤其是内固定强度、脊柱稳定性等关键因素，以及术后的体位要求进行充分沟通。②术后卧床期间应当轴线翻身。③由于部分患者对体位依从性差，对于术中内固定强度、脊柱稳定性不佳的患者，需要使用支具或者石膏固定以增强稳定性，以防止患者运动时出现内固定移位等并发症。④对于术后发生血气胸、放置胸腔闭式引流的患者，可取半卧位，有助于引流和呼吸功能锻炼。⑤患者出现脑脊液漏时，需要根据引流管放置时间延长卧床时间，可根据硬膜损伤的水平调整体位，以减少脑脊液漏出量。⑥当患者能够进行床旁活动时，可借助支具进行保护；在起卧床的过程中脊柱容易发生扭曲，需向患者陪护家属做好相应宣教，首次起床及佩戴支具应在医务人员的指导下完成。

十六、管路管理

1. 尿管

术后长时间尿管留置将增加患者术后泌尿系感染和手术部位感染风险，尿管留置尤其会增加男性患者不适感，影响早期康复锻炼。术后可于24 h内拔除尿管，对于既往有前列腺疾病的患者，术后出现尿潴留风险较高，可适当延长拔尿管时间至48 h后。对于拔除尿管后出现排尿困难的患者，可进行热敷、心理治疗，盆底功能锻炼，5α-还原酶抑制剂类药物治疗。如果以上措施无效，可临时导尿。

2. 伤口引流管

术后留置引流管的主要目的是减少脊柱后路手术术后硬膜外血肿及颈前路切口内血肿的发生，尤其是颈椎前路术后血肿发生会增加窒息风险，增加死亡率。建议术后常规放置引流管并注意通畅引流，但术后长时间留置引流管也增加了导管源性感染的风险。注意监测患者引流液的性质，如为鲜血性液体，注意监测患者血色素变化，如为清亮液体，注意是否存在脑脊液漏，监测患者是否出现头晕、头痛、恶心呕吐等症状。患者持续引流较多时，应同时注意患者血清离子变化，改善患者营养状态，治疗低蛋白血症，纠正离子平衡。脊柱手术术后引流液 <50 mL/24 h 时拔除引流管，对于出现脑脊液漏的患者，可延长至5~7 d 拔除引流管。

3. 胸腔引流管

胸腔引流管留置主要作用是维持胸腔负压，引流术后胸腔积气、积液。术后需常规留置引流管，无粘连者置单根小管径胸腔引流管即可。留置胸腔引流管无须常规进行负压吸引，术后应在无漏气、肺复张良好的情况下早期拔除引流管，术后 24 h 引流量 <300 mL 拔管是较为安全的（需排除乳糜液及出血）。数字化引流系统能够明显减轻肺漏气、缩短引流时间和住院时间，对于动态监测胸腔引流情况及指导早期拔管具有一定优势。无水负压引流器在达到相同的引流和观察效果的同时，也可缩短患者术后住院时间，对患者术后快速康复有较好的作用。

十七、支具或者石膏管理

为增强术后即刻稳定性，减少内固定失败风险，部分脊柱手术患者术后可能需要使用支具治疗；对于术中稳定性不佳者，可能需要使用石膏治疗。支具或者石膏的佩戴时间需要根据患者的手术方式及内固定的强度后确定，对于术后使用支具或石膏治疗的患者，要预防相关的压力性损伤的发生。需结合患者支具或者石膏固定的类型及其骨性凸起的部位对支具内衬进行修改，骨性凸起部位可使用海绵保护。

十八、早期离床活动

脊柱患者多存在病史时间长，神经根及脊髓压迫症状重的特点，术前活动能力显著降低。术后早期功能锻炼是加速康复外科的基石，术后早期下地活动不仅能防止肌肉萎缩、促进生理功能的早期恢复，还有利于降低术后疼痛以及术后并发症的发生，缩短患者住院时间。具体措施为由管理人员辅助患者术后下地离床活动，并逐渐增加下地活动时间。对于有下肢无力、下地困难的患者应先进行床上功能锻炼，如踝泵运动、直腿抬高等运动。高龄患者合并衰弱风险较高，术后早期活动注意预防跌倒，必要时转至康复科进行转移训练或在下肢辅助机器人辅助下进行下肢训练。颈椎后路手术术后功能锻炼应集中在颈部肌群的主动屈伸活动及双侧上肢的被动及主动的屈伸活动。颈椎前路手术对肌肉破坏较少，应重在进行上肢和手部的功能锻炼，如手指精细活动训练等，尽早恢复患者的日常生活能力。脊柱腰椎短节段及颈椎手术术后24 h可早期下地活动，对于脊柱长节段手术患者，可延长至72 h再下地活动。

患者在早期活动过程中直立不耐受（orthostatic intolerance，OI）的发生率高达34.6%。直立不耐受是指从卧位到立位的3 min内，收缩压下降>30 mmHg（1 mmHg=0.133 kPa），并伴有脑灌注不足的症状，如头晕、胸闷、恶心、呕吐、乏力等。可通过充分镇痛、尽早恢复经口进食、下肢肌肉泵及抗阻训练、渐进性体位训练等措施降低直立不耐受的发生率。

十九、康复锻炼

术后早期进行功能锻炼有利于减轻术后疼痛，促进功能恢复，减少并发症，缩短住院时间，提高患者的满意度。在遵循"提高患者自信""尽早离床""安全而不加重疼痛""主动运动为主，被动为辅""适应性起步，逐渐增量"的原则下，制定相对个体化的康复锻炼方案，其具体项目主要包含：术后早期适应性训练（如足趾屈伸、踝泵运动、直抬腿等）、脊柱稳定性训练

（腹横肌、多裂肌锻炼）、心血管功能训练（吹气球）、步行训练、脊柱交界区（颈胸段、胸腰段）和邻近肢体关节的牵拉训练。

二十、出院前管理

出院前管理主要包括切口愈合状况评估、出院带药准备与发放、进行术后生活质量评估等。此外，需对患者照护者进行照护能力评估与指导，充分了解其心理社会情况，重点就出院后的切口管理、日常活动、康复训练指导、保护性支具使用、随访复查的相关事项等进行健康指导，减少照护者的心理压力，提升照护质量。

二十一、随访管理

患者出院后使用电话等通信工具进行线上随访，对患者病情包括切口恢复、营养状态、支具使用、功能恢复等进行了解并予以指导；确定线下随访复查时间，督促患者按医嘱进行门诊随访，如术后3个月、术后6个月、术后1年等。

绿色通道的建立与使用：针对出现并发症及需要再次住院的患者，与医师、门诊部及急诊部充分协调构建绿色通道，对于出现相应情况的患者启动绿色通道及时进行治疗。

脊柱内植物手术的患者，出现感冒、扁桃体炎、牙龈炎、鼻窦炎、皮肤感染等身体部位感染或可能引起感染或接受有创操作时可口服或静脉使用抗菌药物预防或治疗感染，以避免血源性内植物周围感染。

拓展阅读

[1] 中国心胸血管麻醉学会非心脏手术麻醉分会. 心脏病患者非心脏手术围麻醉期中国专家临床管理共识（2020）[J]. 麻醉安全与质控，2021，5（2）：63-77.

[2] Devereaux PJ，Sessler DI. Cardiac complications in patients undergoing major noncardiac surgery[J]. N Engl J Med，2015，373（23）：2258-2269.

[3] Botto F，Alonso-Coello P，Chan MT，et al. Myocardial injury after noncardiac surgery：a large，international，prospective cohort study establishing diagnostic criteria，characteristics，predictors，and 30-day outcomes[J]. Anesthesiology，2014，120（3）：564-578.

[4] Puelacher C，Lurati Buse G，Seeberger D，et al. Perioperative myocardial injury after noncardiac surgery：incidence，mortality，and characterization[J]. Circulation，2018，137（12）：1221-1232.

[5] 中华医学会心血管病学分会，中华心血管病杂志编辑委员会. 非心脏外科手术术后心血管疾病管理中国专家共识[J]. 中华心血管病杂志，2023，51(10)：1043-1055.

[6] 中华医学会麻醉学分会老年人麻醉学组，国家老年疾病临床医学研究中心，中华医学会精神病学分会，等. 中国老年患者术后脑健康多学科专家共识（二)[J]. 中华医学杂志，2019，99(29)：2252-2269.

[7] 中国心胸血管麻醉学会非心脏麻醉分会，中国医师协会心血管内科医师分会，中国心血管健康联盟. 抗血栓药物术后管理多学科专家共识[J]. 中华医学杂志，2020，100（39）：3058-3074.

[8] 中国老年医学学会麻醉学分会. 中国老年患者术后缺血性脑卒中防治专家共识[J]. 临床麻醉学杂志，2022，38(11)：1200-1209.

[9] 中华医学会麻醉学分会老年人麻醉学组，国家老年疾病临床医学研究中心，中华医学会精神病学分会，等. 中国老年患者术后脑健康多学科专家共识（一)[J]. 中华医学杂志，2019，99(27)：2084-2110.

[10] 上海市医学会外科专科分会，上海市医学会心血管病专科分会，上海市医学会麻醉科专科分会，等. 抗栓治疗患者接受非心脏手术术后管理的上海专家共识（2021版)[J]. 上海医学，2021，44(8)：537-544.

[11] Powers WJ，Rabinstein AA，Ackerson T，et al. 2018 Guidelines for the early management of patients with acute ischemic stroke：a guideline for healthcare professionals from the American Heart Association/American Stroke Association[J]. Stroke，2018，49（3）：e46-e110.

[12] 北京医学会骨科分会老年学组，中华医学会麻醉学分会老年人麻醉学组. 高龄患者脊柱融合术加速康复外科临床实践专家共识[J]. 中华医学杂志，2023，103(27)：2082-2094.

[13] Horlocker TT，Vandermeuelen E，Kopp SL，et al. Regional anesthesia in the patient receiving anti thrombotic or thrombolytic therapy：American society of regional anesthesia and pain medicine evidence-based guidelines (Fourth edition)[J]. Reg Anesth Pain Med，2018，43(3)：263-309.

[14] 中国心胸血管麻醉学会非心脏麻醉分会，中国医师协会心血管内科医师分会，中国心血管健康联盟 . 抗血栓药物术后管理多学科专家共识[J]. 中华医学杂志，2020，100（39）：3058-3074.

[15] 中国康复医学会脊柱脊髓专业委员会感染学组，中国医师协会骨科医师分会脊柱感染学组 . 脊柱结核手术加速康复外科实施流程专家共识[J]. 中华骨与关节外科杂志，2023，16（1）：1-16.

[16] To minaga H，Setoguchi T，Ishidou Y，et al. Risk factors for surgical site infection and urinary tract infection after spine surgery[J]. Eur Spine J，2016，25（12）：3908-3915.

[17] Strickland AR，Usmani MF，Camacho JE，et al.Evaluation of risk factors for postoperative urinary retention in elective thoracolumbar spinal fusion patients[J]. Global Spine J，2021，11（3）：338-344.

[18] 佟冰渡，苏晓静，陈佳丽，等 . 青少年特发性脊柱侧凸患者围手术期护理专家共识[J]. 中华骨与关节外科杂志，2022，15（11）：822-830.

[19] 支修益，刘伦旭，中国胸外科术后气道管理指南（2020 版）编写委员会 . 中国胸外科术后气道管理指南（2020 版)[J]. 中国胸心血管外科临床杂志，2021，28（3）：251-262.

[20] 中华医学会老年医学分会 . 老年患者术后谵妄防治中国专家共识[J]. 中华老年医学杂志，2016，35（12）：1257-1262.

[21] 中华医学会麻醉学分会老年人麻醉与术后管理学组，国家老年疾病临床医学研究中心，国家老年麻醉联盟 . 中国老年患者术后麻醉管理指导意见（2020 版)（四)[J]. 中华医学杂志，2020，100（35）：2736-2757.

[22] Inouye SK，Robinson T，Blaum C，et al. American Geriatrics Society Abstracted Clinical Practice Guideline for Postoperative Delirium in Older Adults[J]. J Am Geriatr Soc，2015，63（1）：142-150.

[23] Neufeld KJ，Yue J，Robinson TN，et al. Antipsychotic medication for prevention and treatment of delirium in hospitalized adults：a systematic review and Meta-analysis[J]. J Am Geriatr Soc，2016，64（4）：705-714.

[24] Hshieh TT，Yue J，Oh E，et al. Effectiveness of multicomponent nonpharmacological delirium interventions：a meta-analysis[J]. JAMA Inter Med，2015，175（4）：512-520.

[25] Young J，Murthy L，Westby M，et al. Diagnosis，prevention，and management of delirium：summary of NICE guidance[J]. BMJ，2010，341（7767）：247-248.

[26] Jin Z，Hu J，Ma D. Postoperative delirium：perioperative assessment，risk reduction，and management[J]. Br J Anaesth. 2020，25（4）：492-504.

[27] Yang JJ，Lei L，Qiu D，et al. Effect of Remimazolam on Postoperative Delirium in Older Adult Patients Undergoing Orthopedic Surgery：A Prospective Randomized Controlled Clinical Trial[J]. Drug Des Devel Ther. 2023，17：143-153.

[28] 中国研究型医院学会糖尿病与肥胖外科专业委员会. 腹腔镜胃袖状切除术后恶心呕吐预防与处理中国专家共识（2022版）[J]. 中华肥胖与代谢病电子杂志，2022，08（4）：217-224.

[29] 中华医学会麻醉学分会. 术后血糖管理专家共识[J]. 临床麻醉学杂志，2016，32（1）：93-95.

[30] 刘志礼，温世锋，艾福志，等. 脊柱外科术后血糖管理专家共识[J]. 中国矫形外科杂志，2023，31（21）：1921-1929.

[31] Lisung FG，Shah AB，Levitt HL，et al. Stress-induced cardiomyopathy[J]. BMJ Case Rep. 2015，2015：bcr2014208690.

[32] 急性肾损伤专家共识小组. 急性肾损伤诊断与分类专家共识[J]. 中华肾脏病杂志，2006，22（11）：661-663.

[33] 中华护理学会骨科护理专业委员会. 半椎体所致早发先天性脊柱侧凸围手术期护理中国专家共识[J]. 中华骨与关节外科杂志，2023，16（5）：398-407.

[34] Yin D，Liu B，Chang Y，et al. Management of late-onset deep surgical site infection after instrumented spinal surgery[J]. BMC Surg. 2018，18（1）：121.

第四部分　特殊脊柱外科手术及术后并发症

第18章　寰枢椎脱位

寰枢椎脱位（atlantoaxial dislocation，AAD）是颅颈交界区的一种常见疾病，可因炎症、肿瘤、创伤及先天畸形等因素引起（图18-1）。寰枢椎脱位的临床症状包括颈神经根病相关症状、延髓交界区受压造成高位颈脊髓病症状、呼吸功能障碍等，可进展为四肢不全瘫，甚至呼吸衰竭。寰枢椎毗邻重要结构，椎管内是高位颈脊髓和延髓，在该区实施手术，因手术部位较深，解剖复杂，可能会累及延髓生命中枢及椎-基底动脉，手术难度大、风险高，也给麻醉管理带来气道管理、呼吸功能改变、循环不稳定、体位变动等方面的挑战。

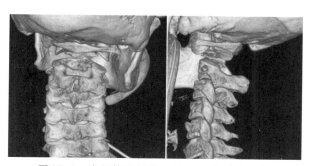

图18-1　寰枢椎脱位患者的CT 3维重建图像

一、寰枢椎脱位手术方案

寰枢椎脱位的手术方式亦较多，根据入路方式分为经口前路手术、后路寰枢椎或枕颈融合手术、前后联合入路手术等。不同的分型和手术对于麻醉管理的要求不同，手术复杂程度和风险差别较大，术前掌握患者的脱位情况和手术类型对于麻醉管理具有重要指导意义。

二、寰枢椎脱位的围术期麻醉管理

（一）呼吸管理

（1）气管插管体位：寰枢椎脱位手术的气道管理要求针对不同类型采用不同插管体位，需要充分了解患者的病情，避免因体位摆放不当加重神经损伤。在麻醉插管时，伸展和屈曲均存在加重脱位的可能性，因此，推荐保持中立位采用纤维支气管镜插管。

（2）困难气道：寰枢椎关节脱位患者，由于颅颈交界不稳定，头部过度后仰或屈曲可能压迫延髓而造成严重后果，但限制颈椎活动，会给这类患者进行常规气管插管造成一定困难。可在麻醉诱导后采用视可尼或纤维支气管镜等技术辅助气管插管。

对于寰枢椎关节脱位严重、稳定性较差、脊髓压迫较为严重的患者推荐采用清醒插管方案。清醒插管保留患者自主呼吸，可以避免麻醉诱导后出现无法进行面罩通气等急症气道风险，同时可以保留肌肉力量，有助于维持脆弱的颈部平衡。但插管前应尽量完善表麻，尽量避免出现严重呛咳。除前述清醒插管方案外，还可加用2%利多卡因5 mL作为雾化剂，插管前20分钟开始给患者雾化吸入，可取得不错的气管黏膜表麻效果。

拔除气管导管时，应密切关注患者呼吸状态，如呼吸频率、意识、血氧饱和度等，并在导管拔出前配备相应的紧急气道处理措施。术后或更换气管导管时，对于可能出现的气道狭窄和呼吸困难，应按照紧急气道流程进行准备和处理。

（3）呼吸功能改变：寰枢椎脱位患者可能合并呼吸功能的改变。呼吸功能术前评估对于判断患者呼吸功能情况有重要意义。包括术前屏气试验和肺功能检查：1秒用力呼气容积（volume controlled ventilation 1，FEV1）及用力肺活量（forced vital capacity，FVC）。

若患者术前存在呼吸功能受损，呼吸费力及咳嗽无力，术后拔除气管插管可能存在困难，需长期机械通气，必要时需进行气管切开术。对于术中呼吸模式设定，建议采用压力控制容量保证通气模式（pressure controlled ventilation -volume guaranteed，PCV-VG），在这种模式下，术中气道压较低，并能够保证患者俯卧位时足够潮气量，尤其适合后入路寰枢椎手术。

寰枢椎脱位术后呼吸功能受损可能加重，相对于一般颈椎手术，寰枢椎脱位患者术后 7 d 内呼吸功能受损的可能性增大。原因可能为：①寰枢椎脱位患者脊髓压迫位于 C1~C2 平面，位置高于 C3 水平，呼吸功能较易受到影响；②寰枢椎脱位患者齿状突压迫脊髓多近中线，可能影响皮质脊髓前束和负责躯干呼吸肌功能的神经细胞；③术后脊髓压迫骤然减低，有出血、水肿和再灌注损伤等风险。

建议围手术期需密切监测患者呼吸功能及血氧情况，必要时需再次进行气管插管机械通气。寰枢椎脱位术后第 2～3 天发生呼吸道并发症发生率高，术后应强化监测的时间及强度。

（二）循环管理

寰枢椎脱位患者的循环管理除全身麻醉常规的液体管理及麻醉深度控制、麻醉药物应用等因素之外，术中血管损伤导致的出血和缺血对患者的循环管理产生显著影响。

手术区域椎静脉丛血管丰富，且静脉无瓣膜，血流为双向性，一旦损伤可能导致大量出血。一旦出血，血管夹闭及电刀止血效果欠佳，应用棉片及明胶海绵填塞压迫可能有较好效果。

不论前路与后路寰枢椎脱位手术，均存在发生椎动脉损伤的风险，一旦发生椎动脉损伤，出血量通常较多，对麻醉医生的循环管理提出挑战。

术前应建立充足的大口径静脉通路，同时应严格按照围术期输血管理相关规范进行输血治疗，必要时启动大量输血治疗（MTP）进行抢救。

（三）神经系统管理

寰枢椎脱位相关术后并发症除前述呼吸功能障碍外，较为常见的还可能有脑脊液漏和围手术期脑血管事件等方面。

（1）脑脊液漏：对于传统经口咽入路的齿状突或部分枢椎体切除术来说，当寰椎前脱位时，齿状突或枢椎体位置相对较深，经口咽入路切除骨质非常困难，术后容易引发脑脊液漏，导致蛛网膜下腔感染而危及生命。对于该类患者，若术中怀疑发生硬膜损伤，通常在手术结束后或围手术期需要进行腰大池穿刺置管，目的在于释放脑脊液、减少手术操作区域脑脊液漏、降低蛛网膜下腔感染发生率。值得注意的是，麻醉科医师在进行腰大池穿刺置管时，应与外科医师沟通，了解需求，选择合适的穿刺间隙、确定留置导管深度、控制脑脊液的流出速度，避免因颅压过快降低而产生并发症。

（2）围手术期脑血管事件：术后即刻发生的缺血可能是血管完全阻断所致，迟发缺血可能是部分阻断导致栓塞所致。医源性椎动脉损伤可能是致命的，也可能导致假性动脉瘤、动静脉瘘、迟发型出血和血管栓塞，因此术中发生椎动脉损伤时应进行及时、有效处理。

术中维持相对较高的血压对预防颅内血供不足是必要的，在保证全脑灌注前提下，应根据患者年龄、是否存在其他合并症等情况调整血压，并谨慎使用血管活性药。同时要考虑年龄影响，55岁以上人群，升压降压都应缓慢，必要时使用微量泵控制药物用量及速度。

枕颈固定手术的枕部固定螺钉，有穿透颅骨损伤血管的可能性，由此可能导致颅内出血的不良事件，必要时可行急诊颅脑CT检查以明确。

（四）经口入路手术相关感染风险

术后感染与颈前路手术方式息息相关，经口入路手术前清洁不彻底，术中操作导致硬脊膜损伤，术后换药困难，输液过量造成离子紊乱组织水肿等都有导致感染的可能。因此，术前做好预防，术中做好麻醉管理，掌控合理输液量，术后监测观察、及时处理对于预防和控制感染是必要的。

三、总结

术前应详尽了解寰枢椎脱位患者的病情特点、手术方式，完善术前评估和影像学检查。寰枢椎脱位手术患者的麻醉处理过程中，需要注意根据寰枢椎脱位类型选择适当的气管插管体位，此类患者困难气道的发生率较高。围手术期呼吸功能的改变、术中神经血管损伤和术后感染等给围手术期的管理带来较大挑战。需要密切监测呼吸、循环功能的改变和术后苏醒异常等情况，以便及时进行相关检查和处理。

拓展阅读

[1] Hill CS，Borg A，Tahir MZ，et al. Atlantoaxial rotatory fixation in childhood：a staged management strategy incorporating manipulation under anaesthesia[J]. Childs Nerv Syst. 2021，37(1)：167-175.

[2] Jain VK. Atlantoaxial dislocation[J]. Neurol India. 2012，60(1)：9-17.

[3] Sánchez-Ortega JF，Vázquez A，Ruiz-Ginés JA，et al.Longitudinal atlantoaxial dislocation associated with type III odontoid fracture due to high-energy trauma. Case report and literature review[J]. Spinal Cord Ser Cases. 2021，7(1)：43.

[4] 高雅 . 寰枢椎脱位手术的麻醉管理进展 [J]. 中国微创外科杂志，2021，21(8)：726-731.

[5] 张修儒，高延征，高坤，等 . 寰枢椎脱位术后翻修的手术策略分析 [J]. 中国脊柱脊髓杂志，2023，33(11)：961-969.

[6] Štulík JRybárová MBarna M，et al. Atlantoaxial rotatory dislocationS：urgical treatment in a pediatric patient cohort[J]. Brain Spine. 2022，2：101667

第**19**章 脊柱侧弯

脊柱侧弯（Scoliosis）又名脊柱侧凸是一种病理状态，脊柱的一段或几段出现侧方弯曲，可逐渐加重，不仅可累及脊柱、胸廓、肋骨、骨盆，严重者影响到心肺功能，甚至累及脊髓，造成截瘫，重度侧凸需手术矫形。

按照发病原因脊柱侧弯可进行如下分类，详见表19-1，不同种类的脊柱侧弯，麻醉与手术的关注和管理重点存在一定程度的区别，将在下文按照脊柱侧弯发病原因的分类顺序进行逐一描述。

表19-1　脊柱侧弯发病原因分类

大类	亚型
特发性脊柱侧弯	青少年特发性脊柱侧弯
先天性脊柱侧弯	—
神经肌肉性脊柱侧弯	神经纤维瘤病
	脊髓性肌萎缩
	脑瘫
成人退变性脊柱侧弯	—
其他类型	马凡综合征
	成骨不全
	休门氏病

一、青少年特发性脊柱侧弯

青少年特发性脊柱侧弯为生长发育期间因不明原因发生的脊柱侧弯，目前认为与平衡功能、本体感觉等神经系统异常导致的长期脊柱两侧肌力不平衡密切相关。影像学检查可见脊柱序列及周围软组织呈平滑弯曲，但椎体形态无明显异常（图19-1）。

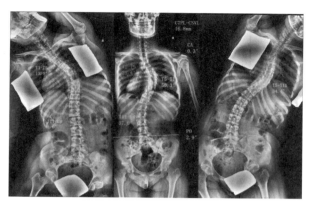

图19-1 青少年特发性脊柱侧弯

（一）临床表现

全脊柱正位X线检查可用于诊断青少年特发性脊柱侧弯，通过这一检查可确定侧弯椎体上端与下端，于上端椎体上沿、下端椎体下沿分别画平线，并分别做垂直分割线，形成Cobb角（图19-2），如果Cobb角超过10°，则表明存在脊柱侧弯。X线检查确定Cobb角是青少年特发性脊柱侧弯诊断的金标准。

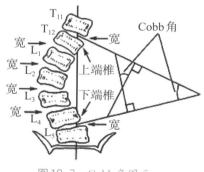

图19-2 Cobb角图示

（二）诊疗方案

青少年特发性脊柱侧弯治疗可分为非手术治疗和手术治疗两大类，具体选择何种治疗方法需根据Cobb角确定。Cobb角＜10°时，不需特殊处理，定期随访观察即可；Cobb角在10°~44°时，建议合理选择保守方法治疗；Cobb角

≥45°时，建议实施手术治疗。

（三）麻醉要点

1. 术前评估

特发性脊柱侧弯患者常伴有心、肺功能异常，影响麻醉安全。该类患者所伴发的包括椎弓根发育、椎体严重旋转等骨骼结构异常，骨骼与内脏、神经结构相对空间位置变化，以及部分患者存在低体重、骨密度偏低等问题均可能影响手术安全。部分患者心理异常和情绪障碍也可能对手术疗效满意度和术后康复产生影响。

2. 术中管理

（1）特发性脊柱侧弯后路矫形手术面临手术计划复杂、手术创伤大、时间长、难度大、出血多、脊髓神经损伤风险高等问题。

（2）因为需要协助手术团队中的电生理监测医师完善电生理监测检查或进行术中唤醒实验，需控制适当的麻醉深度，注意肌松药的用药时间、用药量和肌松拮抗剂的使用时机。术中使用肌松药前应与手术团队和电生理团队沟通。

3. 术后管理

（1）安全完成手术后，手术及全身麻醉对多器官系统的打击，脊柱及内脏手术后空间位置的相对移动，长节段脊柱固定等问题均可直接影响患者术后康复的进程。

（2）患者术后疼痛明显，可采用多模式镇痛方案。

（3）部分患者可能因为病变范围较广泛需要接受长节段的内固定，术后可能会对患者的呼吸功能产生明显影响，拔除气管插管前应进行慎重的评估，必要时术后送ICU进行呼吸支持治疗。

二、先天性脊柱侧弯

先天性脊柱侧弯（congenital scoliosis，CS）是由于椎体结构发育异常导致冠状位弯曲超过10°的脊柱三维畸形，其在新生儿中发生率为0.5～1/1 000（图19-3）。

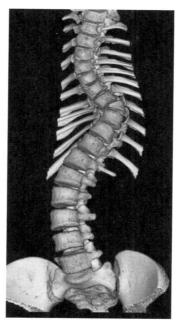

图19-3　先天性脊柱侧弯合并半椎体畸形

（一）临床表现

先天性脊柱侧弯主要表现为脊柱侧弯，伴有不同程度的椎体形态或数量异常。经典先天性脊柱侧弯分型主要依据椎体形态及发育异常的特点将其分为三型：Ⅰ型为椎体形成障碍（椎体畸形表现为1个或多个椎体的部分或完全形成障碍，如半椎体、蝴蝶椎或楔形椎等）；Ⅱ型为椎体分节不良型（椎体畸形表现为2个椎体或多个椎体间的部分或完全分节障碍，如骨桥形成、阻滞椎等）；Ⅲ型为混合型，同时伴有Ⅰ型和Ⅱ型椎体畸形。遗传因素是先天性脊柱侧弯的重要病因，先天性脊柱侧弯有明显的家族聚集倾向。

临床上椎体畸形可以作为先天性脊柱侧弯独立的畸形存在，同时也可能合并其他系统畸形（心脏、泌尿系、脊髓等）。此外，先天性脊柱侧弯可作为一些综合征的部分表现而存在，主要包括：Klippel-Feil综合征、VACTERL综合征（V：脊柱或血管畸形，A：肛门闭锁，C：心脏畸形，TE：气管食道瘘，R：肾脏系统及桡骨畸形，L：肢端畸形）以及脊柱胸廓发育不全（图19-4）。

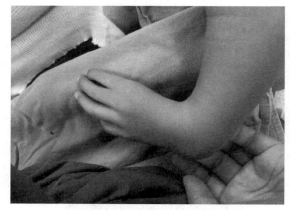

图19-4 先天性脊柱侧弯 VACTERL 综合征患儿肢体畸形

（二）诊疗方案

先天性脊柱侧弯在临床上具有发展快、致畸重、多伴发其他系统畸形等特点，如未及时干预治疗，进一步会致残致瘫，严重影响患者生活水平。对所有先天性脊柱侧弯患者应术前常规进行全脊柱MRI检查。此外，超声心动图、腹部超声、泌尿系统超声等检查也是必要的，有助于全面系统地评估先天性脊柱侧弯患者伴发畸形情况。

（三）麻醉要点

1. 术前评估

（1）术前常规进行心电图、心脏超声和胸部X片检查，明确是否合并心肺等重要脏器的畸形，必要时可请心外科、心内科等相关科室协助评估。

（2）对于Klippel-Feil综合征、VACTERL综合征等合并复杂畸形的患者，可组织MDT多学科讨论。

（3）对于术前合并纵隔占位的先天性脊柱侧弯患者，因考虑上胸椎椎弓根钉植入过程中和矫形过程中可能会对纵隔产生压迫影响循环功能稳定，建议优先处理纵隔占位，之后再行脊柱侧弯手术治疗。

2. 术中管理

（1）体位摆放过程中，对合并肢体畸形的患者，注意加强肢体保护，避免医源性的神经牵拉和损害。

（2）半椎体切除过程中，可发生致死性大量出血等并发症，术中应密切监测并处理（图19-5）。建议需要接受半椎体切除的脊柱侧弯患者术中常规使用自体血回输。

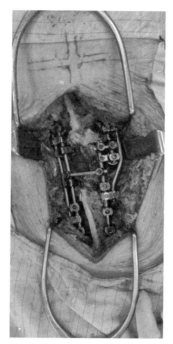

图19-5　先天性脊柱侧弯半椎体切除术后

3. 术后管理

建议采用多模式镇痛。

三、神经肌肉性脊柱侧弯——神经纤维瘤病

神经纤维瘤病（neurofibromatosis，NF）是由基因突变导致神经嵴细胞发育异常引发的神经、皮肤、骨骼及眼部等多系统损害性疾病，呈常染色体显性遗传。根据致病基因及临床表现，NF可分为Ⅰ型（NF1）和Ⅱ型（NF2）。NF1也称Von Recklinghausen病或周围型神经纤维瘤病，是引起骨骼畸形的主要亚型。其常见的脊柱表现包括侧后凸畸形、椎体旋转滑脱、椎体后缘扇形切迹、假关节形成等、严重时可因角状后凸、脊髓受压而导致瘫痪（图19-6，图19-7）。

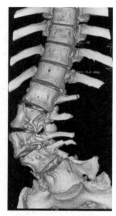

图19-6　Ⅰ型神经纤维瘤病合并脊柱侧弯患者术前脊柱CT

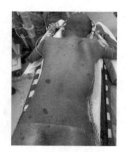

图19-7　Ⅰ型神经纤维瘤病及其皮肤表现（咖啡牛奶斑）

（一）临床表现

Ⅰ型神经纤维瘤病临床诊断标准：①6个或以上咖啡牛奶斑：在青春期前直径>5 mm或在青春期后直径>15 mm；②2个或以上任何类型的神经纤维瘤或1个丛状神经纤维瘤；③腋窝或腹股沟区雀斑；④视神经胶质瘤；⑤裂隙灯检查到2个或以上Lisch结节（虹膜错构瘤），或光学相干层析成像（OCT）/近红外（NIR）影像检查到2个或以上的脉络膜异常；⑥特征性骨病变，如蝶骨发育不良、胫骨前外侧弯曲，或长骨假关节生成；⑦在正常组织（如白细胞）中具有等位基因变体分数达50%的致病杂合子1型神经纤维瘤病变异体。对于无父母患病史者，满足2条或以上临床特征可被诊断为Ⅰ型神经纤维瘤病；有父母患病史者，满足1条或以上临床特征可被诊断为Ⅰ型神经纤维瘤病。

（二）诊疗方案

治疗的目标是建立脊柱的平衡，增加其自主生活能力，改善健康状况和提高生活质量。但在完成上述治疗的同时需要避免发生严重并发症。

（三）麻醉要点

1. 术前评估

此类患者潜在的问题较多，术前需要全面的功能评价、充分的准备，否则会给手术带来高风险及增加并发症发生率。

（1）呼吸系统：应详细询问呼吸系统的病史测定肺功能及血气分析等，约5%的患者可能出现口腔内的神经纤维瘤，影响舌体、喉和颈部组织，可能导致气道阻塞，呼吸困难、喘鸣、声音嘶哑或吞咽困难，一旦出现以上类似情况，应高度怀疑存在困难气道风险，建议术前完善电子喉镜检查，或颈部磁共振检查。

（2）循环系统：神经纤维瘤病患者可能合并高血压、肾动脉狭窄和嗜铬细胞瘤。

（3）神经系统：神经纤维瘤病患者可能存在颅内占位，建议术前常规完善患者颅脑CT检查。

（4）血液系统：术前应完善血常规和凝血功能检查，有条件可行血栓弹力图（thromboela-stogram，TEG）检查。

2. 术中管理

（1）对于存在困难气道的患者，建议在充分表麻后进行清醒插管，对于存在口腔、舌体病变的患者可经鼻进行清醒插管（图19-8）。

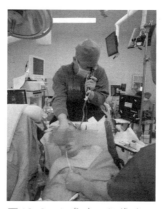

图19-8　经鼻清醒插管过程

（2）神经纤维瘤病患者手术过程中易发生广泛性渗血，术中应在监测凝血功能的前提下进行积极纠正，避免凝血功能紊乱。

（3）若手术过程中不慎损伤脊髓硬膜，导致脑脊液漏，颅内压力下降，围术期应密切监测患者生命体征和术后苏醒状态。

3. 术后管理

（1）建议采用多模式镇痛。

（2）因患者存在颅内病变风险，建议术中可利用BIS等麻醉深度监测仪器，精确控制麻醉深度，缩短患者术后苏醒时间。若患者术后长时间未苏醒，在考虑麻醉导致苏醒延迟的同时也应除外颅内病变，必要时可行急诊颅脑CT检查。

四、神经肌肉性脊柱侧弯——脊髓性肌萎缩症

脊髓性肌萎缩症（spinal muscular atrophy，SMA）是由于脊髓前角及延髓运动神经元变性，导致近端肢体和躯干进行性、对称性肌无力和肌萎缩的神经变性病（图19-9）。尽管脊髓性肌萎缩症可由多种基因突变引起，但一般特指由于运动神经元存活基因1（survival motor neuron，SMN1）突变所导致的常染色体隐性遗传病。

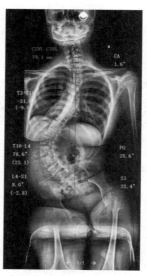

图19-9 脊髓性肌萎缩症患者术前正位X片

（一）临床表现

脊髓性肌萎缩症主要表现为肌无力，且随着病情的进展可进一步导致骨骼系统、呼吸系统、消化系统及其他系统异常，其中呼吸衰竭是最常见的死亡原因。

（二）诊疗方案

脊髓性肌萎缩症患者是否采用手术干预主要取决于脊柱侧弯程度（主弯Cobb角≥50°）和进展速度（每年≥10°）。其他因素如呼吸功能减弱、肋骨变形、脊柱后凸、活动受限、骨盆倾斜和躯干失衡也应考虑在内。肺功能检查应作为术前评估的一部分，以确定手术风险和术后呼吸管理方案。对于骨骼未发育成熟的小于8岁的患者，可以选择在稳定和改善脊柱畸形的同时还能允许脊柱继续生长的术式。对于8~12岁的患者，术式选择取决于骨骼成熟度和脊柱发育水平。12岁以上的骨骼发育几近成熟的患者，应当采用脊柱后路融合术，是否延长至骨盆取决于骨盆是否参与构成侧弯。手术时可在中线位置保留一至两个中节段腰椎，以便腰椎穿刺给药使用如诺西那生钠等无法透过血脑屏障的药物。术前应进行多学科讨论，尤其是麻醉评估，围手术期使用咳痰机和康复训练尽早介入有助于术后恢复。

（三）麻醉要点

1. 术前评估

（1）外科情况评估：脊髓性肌萎缩症为系统性病变，患者的脊柱侧弯累及的椎体数目往往较多，手术所需融合节段长，甚至需要固定骨盆。术前应通过体格检查、影像学检查详细了解脊柱病变累及的范围及严重程度；与外科医师沟通拟行手术方式，判断手术难度、手术时长、预计失血量，从而制订相应的个体化麻醉计划。

（2）气道评估：脊髓性肌萎缩症患者随着疾病的进展可出现关节挛缩和张口受限，还可合并颈部偏斜和胸廓畸形，部分患者术前应用头颅环牵引，使得其发生困难气管插管，甚至困难面罩通气风险均显著高于普通人群。同时，严重脊柱畸形患者胃食管反流的发生率也显著增加，应格外谨慎避免误吸。术前应全面评估患者的气道条件，包括张口度、颈部活动度、下颌前伸、甲颏距离、马氏分级等，并详细询问患者既往是否存在困难气道史。同时，由于脊髓性肌萎缩症患者可合并严重脊柱畸形及胸廓畸形，气管可出现牵拉移位，甚至受压狭窄，应予以特别关注。对于预计存在插管困难可能需要行清醒插管的患者，应提前充分解释清醒插管过程以取得配合，提高气管插管成功率。

（3）心肺功能评估：心肺功能评估，尤其是呼吸功能评估，是脊髓性肌萎缩症患者术前评估的重点内容。脊髓性肌萎缩症患者多存在胸廓畸形，常伴有限制性通气功能障碍，且脊柱畸形越严重，对心肺功能的影响越大。脊髓性肌萎缩症脊柱侧弯患者由于同时存在肌力低下且可伴有呼吸肌受累，进一步影响患者的呼吸功能。术前应了解患者是否有反复肺部感染病史、是否存在睡眠呼吸暂停、是否需要使用呼吸机治疗等。辅助检查方面，可根据患者的实际情况行通气功能、血气分析等检查，并推荐患者在指导下行呼吸功能锻炼。患者术前肺功能常见的检查异常主要为限制性通气功能障碍，表现为用力肺活量（FVC）、第1秒用力呼气容积（FEV_1）下降，而FEV_1/FVC正常，流速容量环形状正常但面积减小。对于术前已存在严重的呼吸功能障碍、低氧伴或不伴CO_2潴留的患者，可考虑通过牵引、无创通气治疗，并通过骨科、麻醉科、呼吸内科、康复医学科等多学科合作，优化患者术前呼吸功能，帮助患者安全度过围术期。心功能评估方面，由于脊髓性肌萎缩症通常不累及心肌，大多数接受脊柱手术的脊髓性肌萎缩症患儿心功能良好，但仍应警惕严重畸形的患者长期低氧血症致肺高压甚至出现右心功能不全的可能，应于术前常规行心电图及超声心动图检查。

（4）其他方面：脊髓性肌萎缩症患者常伴有不同类型的营养问题有的患者因存在张口受限、进食困难、甚至吞咽困难，出现发育不良和营养障碍；有的患者进食尚可，但因肌力下降、活动减少造成肥胖。无论出现何种营养状态异常，术前都应积极改善，使其能更好地耐受手术麻醉。此外，脊髓性肌萎缩症患者常出现多关节挛缩，术中可能出现体位摆放困难，应积极准备。

（5）脊髓性肌萎缩症患者为恶性高热的高危人群，建议术前详细问诊评估，为明确围术期风险，必要时可行恶性高热基因检查或者肌肉活检进行氟烷-咖啡因骨骼肌收缩实验。

2. 术中管理

（1）脊髓性肌萎缩是恶性高热的高危人群，术中应避免应用去极化肌松药物，如琥珀酰胆碱，以及异氟醚、七氟醚等挥发性吸入麻醉药物。

（2）更换全新的麻醉面罩、呼吸回路和钠石灰，如有条件可使用从未使用过挥发性吸入麻醉药的麻醉机或呼吸机。

（3）如果使用普通麻醉机，可以将气体流量开至最大冲洗呼吸回路半小时，并建议更换钠石灰。

（4）建议加用活性炭过滤器。

（5）一旦发生恶行高热，立即进入恶行高热抢救流程。

（6）由于患者特殊状态，麻醉诱导和维持阶段只需要应用低剂量的肌松剂即可满足气管插管和手术需要，对于肌肉质量非常弱的患者，肌松剂甚至是多余的。如果应用了罗库溴铵或维库溴铵，在接受电生理运动诱发电位监测前，可应用舒更葡糖钠进行拮抗。

（7）术中建议进行保护性肺通气。

（8）术中建议避免使用长效阿片类药物，因为此类患者术后呼吸抑制可能是灾难性的。

3. 术后管理

（1）该类患者因术后可能存在呼吸肌无力导致气管拔管困难和呼吸衰竭风险，建议术后送 ICU 接受进一步的呼吸支持治疗（图19-10）。

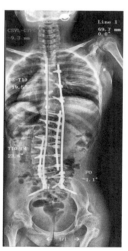

图19-10　脊髓性肌萎缩症患者术后正位 X 片

（2）如果准备拔管，应该审慎地评估患者的肌力恢复状态，可以进行肌松监测（TOF）或者临床评估。应常规针对非去极化肌松药物进行拮抗，包括使用新斯的明，或舒更葡糖钠等。

（3）患者术后有发生低钾和低血糖风险，术后应加强监测、及时纠正。

（4）术后镇痛建议采用多模式个体化镇痛方案。可以应用乙酰氨基酚和布洛芬，同时应用局部麻醉药进行伤口浸润，也可以在严密的监护条件下谨慎的使用阿片类镇痛药物，但应注意阿片类药物引起的呼吸抑制在肌肉无力和肺部发育不全的脊髓性肌萎缩症患者中更为危险。

五、神经肌肉性脊柱侧弯——脑瘫

脑瘫（cerebral palsy），全称脑性瘫痪。是指婴儿出生前到出生后一个月内脑发育早期，由于多种原因导致的非进行性脑损伤综合征。

（一）临床表现

主要表现为中枢性运动障碍以及姿势异常，还可伴有智力低下、癫痫、感知觉障碍、语言障碍及精神行为异常等，是引起小儿机体运动残疾的主要疾病之一。

脑瘫患者中脊柱侧弯的整体发病率约为20%，这一发病率随着神经损伤的程度和严重性而变化。肌肉无力和躯干失衡被认为是导致脑性瘫痪和其他神经肌肉疾病儿童脊柱侧弯的主要原因（图19-11，19-12，19-13）。

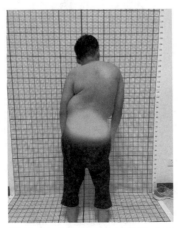

图19-11　脑瘫患儿的脊柱畸形

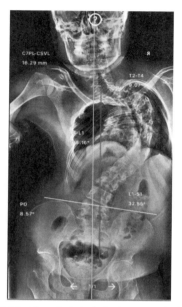

图 19-12　脑瘫患者术前正位 X 线片

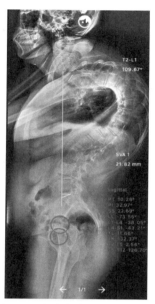

图 19-13　脑瘫患者术前侧位 X 线片

（二）诊疗方案

脑瘫型脊柱侧弯患者手术的主要目标是实现稳定的脊柱融合，从而得到已矫正、平衡且无痛的脊柱。

手术指征包括：（1）脊柱侧弯角度大于 40° 至 50°，并且是进行性的或者干扰了坐姿。（2）患者年龄超过 10 岁。（3）有足够的髋关节活动范围，以便在手术后能够正确坐位。（4）营养和医疗状况稳定。

（三）麻醉要点

1. 术前评估

充分的术前准备对于确保围手术期的顺利进行至关重要。

（1）胃肠道：胃食管反流很常见，可能导致误吸，尤其是在病情较严重的个体中。脑瘫患者无法控制的唾液分泌，可能与假性球性麻痹有关，常伴有吞咽障碍或舌突，需要抗胆碱能药物治疗。

（2）呼吸系统：呼吸系统疾病是最终导致死亡的常见原因。限制性脊柱侧弯可能导致心肺功能受损。误吸和咳痰受限可能导致难以治疗的肺炎。

（3）心血管系统：瘫患儿术中低血压应该引起注意，因为他们的心肺储备可能由于不活动而难以量化。成人脑瘫患者缺血性心脏病的发病率高于一般人群。

（4）癫痫：30%的脑瘫患者会发生癫痫，最常见于痉挛性偏瘫，抗惊厥药物治疗应持续到手术当天。

（5）感觉障碍：大约50%的脑瘫儿童有某种形式的视觉障碍，10%的儿童有听力障碍。感觉障碍可能会加重沟通困难。这些都应该仔细考虑，尤其是在手术前后，当孩子需要情感安慰和支持时。

（6）精神健康问题：大约四分之一的脑瘫儿童存在抑郁、焦虑和行为障碍等精神健康问题。围手术期常见的触发因素（如疼痛、不适和睡眠障碍）可能加剧这些问题。

（7）学习障碍（智力障碍）：一半的脑瘫儿童会有学习障碍（智商低于70），四分之一的儿童会有严重残疾（智商低于50）。

2. 术中管理

（1）脑瘫儿童中的许多人可能因为理解能力差或沟通困难而焦虑。严重发育迟缓儿童，恐惧可能会使他们难以与照护者分离。这些主要照护者通常能够以一种临时照护者（如麻醉师）无法做到的方式与他们沟通，因此在手术等待期间和麻醉术后恢复室让他们与孩子在一起是有价值的。

（2）由于痉挛、肌肉张力障碍或单纯的拒绝，建立静脉输液通道可能很困难。必要时可使用超声辅助完成静脉输液通道建立，儿童患者也可在七氟醚诱导后完成静脉通路建立。

（3）因为存在消化道病变，胃食管返流高发，麻醉诱导过程中应准备吸引器。

（4）脑瘫患者可能因为口腔分泌物较多、牙列不齐以及颞下颌关节强直和肌肉痉挛导致困难插管，应做好相关应对措施。

（5）药物选择：大多数麻醉剂是抗惊厥药，因此对癫痫患者是安全的。脑瘫并发癫痫患者应尽量避免使用安氟醚、依托咪酯、氯胺酮。

（6）术中低体温在脑瘫患者中较为常见，可能与营养不良以及下丘脑的体温调节中枢病变有关，应注意进行完善的保温。

　3. 术后管理

（1）麻醉苏醒后易激惹较为常见，常见的原因包括疼痛或尿潴留。

（2）咳嗽不佳、反复呼吸道感染和分泌物清除困难的患者建议进行胸部物理治疗。

（3）脑瘫患者接受脊柱侧弯矫形后，往往难以进行疼痛评估，但仍建议给予适当的镇痛治疗，进行疼痛治疗后，应进行持续性的生命体征监测，以避免呼吸抑制等不良事件的发生。

六、成人退变性脊柱侧弯

成人退变性脊柱侧弯（degenerative scoliosis，DS）其定义为骨骼发育成熟的人群中（多于40岁以后），由于椎间盘、关节突关节等脊柱结构不对称性退变而引起冠状面Cobb角＞10°的脊柱侧弯。老年人群中退变性脊柱侧弯的发生率为10%～68%，多数患者侧凸角度较小（图19-14）。

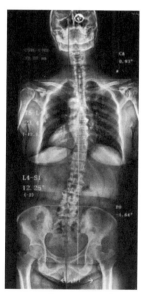

图19-14　成人退变性脊柱侧弯

（一）临床表现

多数患者可无明显临床症状。部分患者伴有外观畸形、腰痛、下肢放射痛及间歇性跛行等症状。畸形一般较为僵硬，且常伴有腰椎前凸消失等矢状面形态改变。

（二）诊疗方案

退变性脊柱侧弯手术的目的是通过选择尽可能短的手术节段、创伤小的治疗方法，解除神经组织压迫，稳定脊柱，适度矫正畸形，重建脊柱冠状面和矢状面平衡。退变性脊柱侧弯手术的目的与青少年脊柱侧弯手术不同，应以提高患者生活质量、充分缓解神经功能障碍为主，以改善外观畸形为辅。

（三）麻醉要点

1. 术前评估

退变侧弯以老年患者为主，因术前合并症较多，应进行完善的麻醉术前评估和术前准备。

2. 术中管理

（1）应注意循环稳定，避免体循环压力过低造成颅内、冠脉和脊髓的低灌注，慎重应用控制性降压技术。

（2）老年患者对于麻醉药物的代谢减慢，注意麻醉药物应用的种类和总量，必要时可参考麻醉深度监测进行用药方案调整。

3. 术后管理

高龄老年患者往往对疼痛敏感，可采用多模式镇痛，部分老年患者存在谵妄风险，可进行针对性治疗。

七、马凡综合征

马凡氏综合征是一种多系统结缔组织疾病，主要累及心血管、眼部和骨骼系统。这种常染色体遗传性疾病主要是由于FBN1基因的缺陷导致。

（一）临床表现

1. 脊柱

因骨骼过度生长及关节松弛、可导致轻度到重度进行性发展的脊柱侧弯（图19-15）。

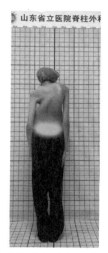

图19-15　马凡综合征脊柱侧弯患者术前表现

2. 眼睛

近视是最常见的眼部异常，且在童年时期进展迅速。晶状体异位是马凡综合征的特征性表现，但只在约60%受到影响的患者中发现。马凡综合征患者发生视网膜脱落、青光眼和早发白内障的风险增加。

3. 骨骼

骨骼系统由于长骨过度生长和关节松弛，导致瘦高身材、手指和脚趾细长、两臂平伸距离超过身高、漏斗胸或者鸡胸、扁平足等。所有的骨骼系统表现都可能在儿童时期出现，随着生长呈进行性加重（图19-16）。

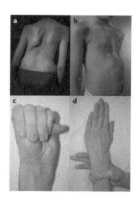

a脊柱侧弯；b胸壁变形；c指征；d腕征
图19-16　马凡综合征患者的骨骼系统临床表现

4. 面部特征

包括脸长且窄，同时眼球内陷、睑裂下斜、颧骨平（颧骨发育不全）、小颌/缩颌畸形。颚弓高且上颚窄，常伴有牙齿拥挤。

5. 心血管系统

心血管系统异常是马凡综合征发病和死亡的最主要原因。心血管系统异常包括主动脉窦部扩张，易出现主动脉撕裂和破裂，二尖瓣脱垂（MVP）、三尖瓣脱垂及肺动脉近端膨大。马凡综合征主动脉扩张随着时间的推移可呈进行性发展。成年人中，主动脉直径接近5.0 cm时，发生主动脉夹层或主动脉瘤破裂的风险显著增加。不同患者间主动脉扩张的发病年龄及进展速度存在很大差异，儿童时期，极少出现主动脉夹层。随着主动脉瘤的不断膨大，主动脉窦部可能被拉伸，导致继发性主动脉瓣返流。瓣膜功能异常可导致心脏容量过度负荷，从而引起继发性左室扩张和衰竭。在严重的马凡综合征患儿中，瓣膜脱垂伴发充血性心力衰竭往往是引起心血管发病和死亡的首要原因，也是进行心血管手术的首要指征。

6. 硬脊膜

腰骶部硬膜囊拉伸（硬脊膜膨大）可导致骨侵蚀和神经卡压，症状包括腰部疼痛、大腿疼痛、膝关节上下无力和麻木、外阴部/直肠疼痛。脑脊液漏出可导致体位性脑脊液压力降低和头痛。

7. 皮肤

皮肤异常主要包括疝形成、皮肤膨胀纹。患者尽管热量摄入充足，但依然表现出肌肉力量弱、脂肪储积少。

8. 肺部

易合并肺大泡，特别是肺上叶，并且容易发生自发性气胸。肺容量和残气量增加，氧摄入峰值降低，有氧代谢能力下降。

（二）诊疗方案

对于脊柱侧弯Cobb角在20°至40°的婴幼儿患者，首先使用支具治疗，但是支具治疗的效果往往不理想。这是由于马凡综合征患者结缔组织病变影响了椎旁组织结构，从而改变了支具治疗的受力机制。同时因患者皮下组织薄弱、侧凸畸形僵硬、心肺功能的限制以及长期佩带支具使其难以忍受，也是支具治疗成功率低的原因。若发现支具治疗无效应立即停止，而及时采取更为有效的治疗措施。Cobb角大于50°，年龄大于12岁的患者可以进行手术治疗，多采用后路矫形，椎弓根螺钉内固定，植骨融合术（图19-17）。

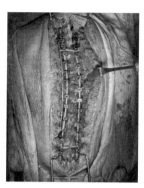

图19-17　马凡综合征合并脊柱侧弯畸形矫正后

（三）麻醉要点

1. 术前评估

（1）循环系统：马凡综合征是多系统受累的、全身结缔组织疾病，患者进行脊柱矫形手术前需要全面而仔细的体检。合并脊柱侧弯的患者脊柱畸形发生早，程度重，所引起的胸廓畸形较为严重。因此，容易导致胸廓体积小，肺脏发育不良，心脏和大血管受压，凸侧局部肺脏扩张受限，心排血量下降，心肺功能不良发生率高。对于此类患者的心血管系统疾病，应在脊柱矫形术前诊断明确和治疗。术前可完善心电图、心脏超声、甚至心导管检查，以评估主动脉根部大小和瓣膜功能。

马凡综合征患者心脏疾病的主要表现包括：近端升主动脉扩张、肺动脉扩张、房室瓣膜增厚和脱垂、二尖瓣环钙化等。心血管并发症是马凡综合征患者发病率和死亡率的主要原因，主动脉灾难（如主动脉夹层或破裂）是马凡综合征患者早逝的主要原因。近端升主动脉扩张患者，预防性手术通常在升主动脉直径达到5.0 cm时推荐进行；中至重度二尖瓣返流的患者，宜先行心血管手术，症状较轻的患者可在严密监测下进行脊柱侧弯矫形术。

由于马凡综合征患者脊柱矫形手术难度大、风险高、并发症多，术前应联合心血管内外科、胸外科、麻醉科等相关科室进行会诊或治疗明确无手术禁忌证，充分完善术前准备工作，才能实施脊柱矫形手术。

（2）循环系统术前用药：严格的术前血压控制对于减少主动脉的剪切力和壁面应力、降低主动脉破裂或夹层的风险至关重要。建议在围手术期维持β-受体阻滞剂的使用，以减少心肌收缩力和控制主动脉壁张力。

β-受体阻滞剂有助于控制马凡综合征患者的高血压。需要额外药物控制血压的患者，尤其是那些有慢性夹层的患者，可能会在使用β-受体阻滞剂的基础上，额外使用血管紧张素受体阻滞剂。对于有瓣膜置换的患者，应及时进行抗生素预防和华法林桥接治疗，

（3）呼吸系统：在肺功能方面，马凡综合征患者通常存在限制性通气功能障碍，这可以在脊柱侧弯矫正后得到部分改善。

2. 术中管理

（1）应做好困难插管的准备。

（2）对于术前合并心脏大血管病变的患者，术中应注意循环稳定，气管插管前可使用喉麻管声门处喷洒2%利多卡因5 mL进行声门及气管内壁的表面麻醉，降低气管插管过程中的血流动力学波动。切皮前应给予充分镇痛。

（3）马凡综合征患者全麻后有发生术中气管软化（Tracheomalacia）的风险。气管软化是一种病理状态，其特征是在胸腔内压力增加时，气管腔变窄，这是由于气管壁薄弱造成的。气管软化首先可以表现为二氧化碳排出障碍和吸气峰值压力增加，严重时可以表现为气道梗阻，气管软化可以通过纤支镜确诊。一定发生此类情况，应嘱外科医师暂停手术，俯卧位情况下可上提患者胸部和肩部，减轻对胸腔的压迫，症状即可缓解，必要时可请呼吸科医师紧急会诊。

（4）通气压力必须保持在尽可能低的水平以预防气压创伤和减少气胸的风险，同时也能减轻对循环的影响。手术矫形过程中可以采用压力控制通气模式（PCV）或压力控制容量保证模式（PCV-VG）进行通气。

（5）俯卧位体位摆放完成后，应考虑到患者韧带过度松弛和关节损伤风险增加，应给予必要的支持和固定。

（6）对于合并晶状体脱位等眼部病变的患者翻身俯卧位后应格外注意眼部保护。

（7）术中应尽量保持循环稳定，避免心动过速和高血压。马凡综合征患者围手术期心律失常较为常见，应根据具体情况对症处理。

（8）马凡综合征的患者因其骨骼过度生长及关节松弛导致椎体骨性结构组织较为松脆，在椎弓根钉植入过程中及脊柱后路矫形过程中的出血量比青少年特发性脊柱侧弯患者明显增加，需应注意围术期的血液保护，建议术中常规应用自体血回输。

（9）对于合并主动脉根部扩张的患者应注意在上胸椎椎弓根钉植入过程中及矫形过程中提醒外科医生应避免对胸廓的过度压迫。预防升主动脉破裂的发生。

3. 术后管理

（1）若患者术前合并明显的心脏大血管受累，或术中出血较多，建议术后送ICU进一步治疗。

（2）术后应充分镇痛，避免循环过度波动。

八、成骨不全

成骨不全症（osteogenesis imperfecta，OI）又名脆骨病，是最常见的单基因遗传性骨病，以骨量低下、骨骼脆性增加和反复骨折为主要特征，由重要的骨基质蛋白Ⅰ型胶原（type Ⅰ collagen）编码基因及其代谢相关基因突变所致。新生儿患病率约为1/15 000～20 000。青少年型和家族性骨质疏松症患者中，有相当一部分是未确诊的成骨不全症。成骨不全症常常幼年起病，轻微创伤后反复发生骨折，病情严重者可能在宫内或出生时即骨折，导致脊柱侧弯、胸廓塌陷、四肢弯曲等畸形，甚至可因肺部感染、胸廓畸形引发心、肺衰竭而死亡。患者还可伴有听力下降、关节韧带松弛和心脏瓣膜病变等骨骼外表现。成骨不全症危害大，具有较高的致残率（图19-18，图19-19）。

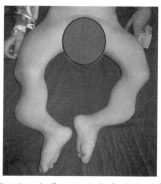

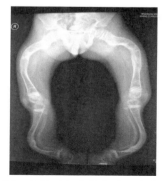

图19-18　成骨不全症患者的典型表现　　图19-19　成骨不全症患者的X片典型表现

（一）临床表现

成骨不全症的主要临床表现是自幼起病的轻微外力下反复骨折，进行性骨骼畸形，不同程度活动受限。骨骼外表现可以有蓝巩膜、牙本质发育不全、听力下降、韧带松弛、心脏瓣膜病变等。脊椎部分骨骼表现主要包括：椎体变形，多椎体压缩性骨折，脊柱侧弯或后凸畸形（图19-20）。

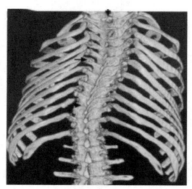

图19-20　成骨不全症合并脊柱畸形

（二）诊疗方案

成骨不全患者脊柱侧弯发生率较高，且一旦发生可明显影响患者肺功能。成骨不全症患者脊柱侧弯角度超过45°时，建议手术治疗，以保护肺功能及改善身体外形，手术时机建议选择在青春期开始后。但仍应谨慎对成骨不全症儿童患者行脊柱融合手术，以保留脊柱的活动度及生长潜能。脊柱矫形手术并发症发生率较高，主要包括术中出血及内固定松动等，建议应用椎弓根螺钉辅以骨水泥强化。术中应进行脊髓监测，以减少神经损伤的风险。

（三）麻醉要点

1. 呼吸系统

患有成骨不全症的患儿应加强肺功能监测尤其是有胸廓脊柱畸形的患儿。对于严重胸椎侧凸患儿、肺功能受损患儿应积极手术，预防肺部感染，避免患儿早期死亡。

2. 循环系统

应了解成骨不全症患儿的心脏瓣膜功能，听诊是否有心脏杂音和心律失常，必要时行心脏彩超检查。

3. 气道管理

由于成骨不全症患儿常伴有颈椎，颅骨发育异常，所以术前气道评估非常重要。极少数患儿存在通气障碍和插管困难的情况，常规可视喉镜基本能完成插管操作，必要时使用纤维支气管镜插管。

4. 口腔

成骨不全症患儿常见口腔问题有牙齿发育异常，咬合紊乱及颌骨发育异常等，脊柱手术术中应注意牙齿保护，尤其在需要进行运动诱发电位监测的情况下（图19-21）。

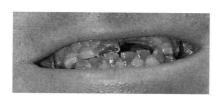

图19-21　成骨不全患者典型的牙齿表现

5. 眼科

成骨不全症患者的眼球中Ⅰ型胶原蛋白的异常和减少可导致眼部易罹患多种疾病。部分成骨不全症患者的角膜及巩膜厚度较薄，眼球硬度也较低。其中，眼前段的异常包括圆锥角膜、原发性开角型青光眼、角膜混浊以及发育不全，眼后段疾病包括进展性近视、后巩膜葡萄肿以及视网膜脱离。围术期一定要加强术前对于眼部的评估和术中保护，避免失明。

6. 恶性高热

成骨不全症患儿术中为避免恶性高热发生，建议避免使用吸入性麻醉药，采用全凭静脉麻醉。

九、休门氏病

休门氏病（Scheuermanns disease）最早于1920年由丹麦的Scheuermann首次报道，是一种青少年胸椎或胸腰椎僵硬型脊柱后凸畸形，又称休门氏后凸畸形、幼年性脊柱后凸和脊柱软骨病等（图19-22）。发病年龄10~15岁，是青少年脊柱后凸畸形最常见的原因，男性多于女性，具有家族遗传倾向。

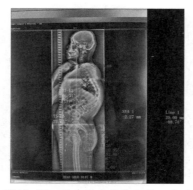

图19-22　休门氏病患者侧位X线片

（一）临床表现

1. 体检

好发于过早体力劳动的青少年，男性较女性多见；（1）多见于胸段，其次胸腰段，一般累及3~5个相邻椎体；（2）青少年患者大多因脊柱后凸畸形就诊；（3）畸形加重后伴有背部轻度酸胀不适，腰椎代偿性前凸，病变段棘突有轻度压痛。

2. 影像学

（1）多发椎体楔形变；（2）椎体上下终板不规则，Schmorl's结节形成；（3）脊柱后凸畸形（多发生于胸椎）；（4）椎间隙狭窄；（5）可伴椎间盘膨出、突出。

3. 脊柱畸形后凸楔形角测量方法

在患者站立侧位X线片上，沿每个椎体上下终板划直线，测量其延长线交角（图19-23）。

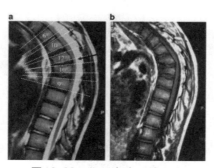

图19-23　楔形角度测量方法

（二）诊疗方案

仅有少数休门氏病患者需行手术治疗，手术方式为矫正后凸畸形和脊柱融合术。矫正后凸畸形的目的主要是稳定、平衡脊柱而不致引起神经损害。

（三）麻醉要点

1. 术前评估

休门氏病引发的脊柱后凸畸形可以导致肺功能下降，后凸角度超过70°的患者即出现呼吸效率低下及活动耐量下降，后凸角度超过100°的患者肺功能检查可以发现明显的限制性通气功能障碍。此类患者术前应完善肺功能检查，并评估患者活动耐量。

2. 术中管理

（1）诱导：因患者存在后凸畸形，应注意麻醉诱导过程中的体位摆放。可使患者处于半坐位，肩下垫软枕进行麻醉诱导和气管插管，如果同时合并张口受限或颈椎活动受限，建议纤支镜引导下清醒插管。

（2）通气：接受手术治疗的患者术前可能存在明显的限制性通气功能障碍，术中俯卧位状态下患者气道压力可能偏高，术中注意采用保护性肺通气，并尽量避免发生缺氧和二氧化碳潴留。

（3）截骨：患者后凸畸形矫形过程中可能有截骨操作，截骨过程中出血较多，应密切关注出血情况。根据手术情况完成血气检查，建议常规进行自体血回输，如符合输血指征可输入异体血，如果遇到大量失血可启动大量输血（MTP）流程进行抢救。

（4）体位：患者后凸截骨完成后，往往需要进行手术床的折叠操作，以完成脊柱固定（图19-24，图19-25）。手术床折叠过程中，应检查好呼吸机管路及静脉输液管路，避免管路脱落。同时应保护患者颈椎，防治颈椎受力骨折。手术床折叠操作完成后，应重新检查患者身体各部位是否受压迫。

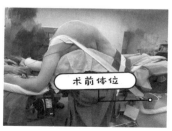

图19-24　休门氏症患者手术治疗前

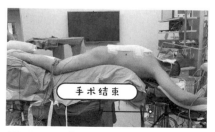

图19-25　休门氏症患者手术治疗后

3. 术后管理

（1）休门氏病后凸畸形患者术后疼痛往往较为剧烈，应采取多模式方案进行充分镇痛。

（2）术后可能存在呼吸功能障碍的患者应经过慎重评估后再拔除气管插管或送 ICU 接受进一步的呼吸支持治疗。

拓展阅读

[1] 蔡思逸，陈峰，王树杰，等.青少年特发性脊柱侧弯后路矫形融合手术加速康复外科实施流程专家共识[J].中华骨与关节外科杂志，2019，12（9）：652-662.

[2] 席玲，岳红.青少年特发性脊柱侧弯诊治进展[J].国际骨科学杂志，2023，44（4）：228-231.

[3] Sheehan DD，Grayhack J. Pediatric scoliosis and kyphosis：An overview of diagnosis，management，and surgical treatment[J]. Pediatr Ann，2017，46（12）：e472-e480.

[4] 吴南，张元强，王连雷，等.先天性脊柱侧弯伴发畸形的临床特点分析[J].中华骨与关节外科杂志，2019，12（9）：663-667.

[5] 中华人民共和国国家卫生健康委员会.先天性脊柱侧弯诊治指南[J].中国实用乡村医生杂志，2019，26（5）：19-21.

[6] Pahys JM，Guille JT. What's new in congenital scoliosis[J]？J Pediatr Orthop，2018，38（3）：e172-e179.

[7] Giampietro PF，Dunwoodie SL，Kusumi K，et al. Progress in the understanding of the genetic etiology of vertebral segmentation disorders in humans[J]. Ann N Y Acad Sci，2009：1151：38-67.

[8] 陈建文，王义生，秦泗河.神经肌肉型脊柱侧弯外科治疗进展[J].中国矫形外科杂志，2004，12（23）：1880-1882.

[9] 白玉树，翟骁，陈自强，等.退变性脊柱侧弯手术加速康复外科围手术期管理策略专家共识[J].第二军医大学学报，2020，41（3）：233-242.

[10] 张耀申，杨晋才，周立金，等.成人退行性脊柱侧弯临床分型的研究进展[J].中华医学杂志，2017，97（9）：717-720.

[11] 周雪丹，张科，吴卫，等.麻醉诱导前给予右美托咪定对脊柱侧弯矫形术患者的影响[J].西部医学，2023，35（2）：282-286.

[12] Fletcher ND，Bruce RW.Early onset scoliosis：current concepts and controversies[J]. Curr Rev Musculoskelet Med，2012，5(2)：102−110.

[13] Fletcher ND，McClung A，Rathjen KE，et al.Serial casting as a delay tactic in the treatment of moderate to severe early onset scoliosis[J]. J Pediatr Orthop，2012，32(7)：664−671.

[14] Karol LA，Johnston C，Mladenov K，et al.Pulmonary function following early thoracic fusion in non-neuromuscular scoliosis[J]. J Bone Joint Surg Am，2008，90(6)：1272−1281.

[15] Williams BA，Matsumoto H，McCalla DJ，et al. Development and initial validation of the Classification of Early-Onset Scoliosis(C-EOS)[J]. J Bone Joint Surg Am，2014，96(16)：1359−1367.

[16] 鲁敬毅，王振，叶朝阳，等. 3D打印技术结合案例基础在Ⅰ型神经纤维瘤病合并脊柱侧弯临床教学中的应用[J]. 中华骨与关节外科杂志，2022，15(11)：861−865.

[17] Legius E，Messiaen L，Wolkenstein P，et al. Revised diagnostic criteria for neurofibromatosis type 1 and Legius syndrome：an international consensus recommendation[J]. Genet Med，2021，23(8)：1506−1513.

[18] 李超，孙小刚，李昊，等. 机器人联合三维"C"型臂辅助置钉在44例脊柱侧弯矫形术中的应用价值[J]. 山东大学学报（医学版），2023，61(3)：107−114.

[19] Cunin V. Early-onset scoliosis：current treatment[J]. Orthop Traumatol Surg Res. 2015，101(1 Suppl)：S109−18.

[20] 北京医学会罕见病分会，北京医学会医学遗传学分会，北京医学会神经病学分会神经肌肉病学组，等. 脊髓性肌萎缩症多学科管理专家共识[J]. 中华医学杂志，2019，99（ 19)：1460−1467.

[21] 中国医师协会儿科医师分会，中国医师协会儿科医师分会儿童呼吸学组. 脊髓性肌萎缩症呼吸管理专家共识（2022版)[J]. 中华实用儿科临床杂志，2022，37(6)：401−411.

[22] Mesfin A，Sponseller PD，Leet AI. Spinal muscular atrophy：manifestations and management[J]. J Am Acad Orthop Surg，2012，20(6)：393−401.

[23] McElroy MJ，Shaner AC，Crawford TO，et al. Growing rods for scoliosis in spinal muscular atrophy：structural effects，complications，and hospital stays[J]. Spine，2011，36(16)：1305−1311.

[24] 中国研究型医院学会罕见病分会，中国罕见病联盟，北京罕见病诊疗与保障学会，青少年成人脊髓性肌萎缩症临床诊疗指南中国专家组.青少年成人脊髓性肌萎缩症临床诊疗指南[J].罕见病研究，2023，2（2）：231−255.

[25] Milewicz DM，Braverman AC，De Backer J，et al. Marfan syndrome[J]. Nat Rev Dis Primers. 2021，7（1）：64.

[26] Chotigavanichaya C，Vatidvarodom P，Ariyawatkul T，et al. Surgical outcome of scoliosis in patients with Marfan syndrome[J]. Spine Deform. 2022，10（6）：1453−1460.

[27] Farschtschi S，Mautner VF，McLean ACL，et al. The Neurofibromatoses[J]. Dtsch Arztebl Int. 2020，15；117（20）：354−360.

[28] Hidalgo Perea S，Green DW. Osteogenesis imperfecta：treatment and surgical management[J]. Curr Opin Pediatr. 2021，33（1）：74−78.

[29] Forlino A，Marini JC. Osteogenesis imperfecta[J]. Lancet. 2016，387（10028）：1657−71.

[30] 董忠信，尹世杰，董丽娜等.成骨不全的多学科管理[J].中国实用儿科杂志，2023，38（08）：625−630+639.

[31] 中华医学会骨质疏松和骨矿盐疾病分会.成骨不全症临床诊疗指南[J].中华骨质疏松和骨矿盐疾病杂志，2019，12（1）：11−23.

[32] Hayakawa H，Pincott ES，Ali U. Anaesthesia and cerebral palsy[1]. BJA Educ. 2022，22（1）：26−32.

[33] Wongprasartsuk P，Stevens J. Cerebral palsy and anaesthesia[J]. Paediatr Anaesth. 2002，12（4）：296−303.

[34] Nolan J，Chalkiadis GA，Low J，et al. Anaesthesia and pain management in cerebral palsy[J]. Anaesthesia. 2000，55（1）：32−41.

[35] Vera P，Lorente A，Burgos J，et al. Cardiorespiratory function of patients undergoing surgical correction of Scheuermann's hyperkyphosis[J]. Sci Rep. 2021，11（1）：20138.

[36] Bezalel T，Carmeli E，Been E，et al. Scheuermann's disease：current diagnosis and treatment approach[J]. J Back Musculoskelet Rehabil. 2014；27（4）：383−90.

[37] 汪大伟，郭继东，李利，等.后路多节段Ponte截骨与经椎弓根椎体截骨矫形手术治疗胸腰型休门氏病后凸畸形的疗效分析[J].中国脊柱脊髓杂志，2023，33（8）：673−681.

[38] 施驰宇，张道鑫，韩庆斌. 休门氏病的研究进展[J]. 国际骨科学杂志，2022，43（3）：162-166.

[39] Kaur S，Lalam R. Scheuermann's Disease[J]. Semin Musculoskelet Radiol. 2023，27（5）：522-528.

[40] Weiss HR，Moramarco M. Congenital Scoliosis（Mini-review）[J]. Curr Pediatr Rev. 2016；12（1）：43-7.

[41] Yamashita A，Muramatsu Y，Matsuda H，et al. General anesthesia for treating scoliosis with congenital myasthenia syndrome：a case report[J]. JA Clin Rep. 2022，8（1）：70.

[42] Hirsch NP，Murphy A，Radcliffe JJ. Neurofibromatosis：clinical presentations and anaesthetic implications[J]. Br J Anaesth. 2001，86（4）：555-64.

[43] Mendonça FT，de Moura IB，Pellizzaro D，et al. Anesthetic management in patient with neurofibromatosis：a case report and literature review[J]. Acta Anaesthesiol Belg. 2016；67（1）：48-52.

[44] Islander G. Anesthesia and spinal muscle atrophy[J]. Paediatr Anaesth. 2013，23（9）：804-16.

[45] Förster JG，Schlenzka D，Österman H，et al. Anaesthetic considerations in posterior instrumentation of scoliosis due to spinal muscular atrophy：Case series of 56 operated patients[J]. Acta Anaesthesiol Scand. 2022，66（3）：345-353.

[46] Oh AY，Kim YH，Kim BK，et al. Unexpected tracheomalacia in Marfan syndrome during general anesthesia for correction of scoliosis[J]. Anesth Analg. 2002，95（2）：331-2.

[47] Araújo MR，Marques C，Freitas S，et al. Marfan Syndrome：new diagnostic criteria，same anesthesia care？Case report and review[J]. Braz J Anesthesiol. 2016，66（4）：408-13.

第20章 颈椎外伤

颈椎处于头颅和躯干之间，是脊柱活动度最大的节段，周围缺乏坚强的保护，加之颈椎的体积、强度较其他椎体小，轻微损伤即可造成严重后果。根据其解剖特点分为上颈椎和下颈椎。流行病学研究显示，颈椎损伤在急性脊柱脊髓损伤中占20%~33%。上颈椎又称枕颈段，是由枕骨髁、寰椎（C1）、枢椎（C2）3个部分组成，位于脊柱顶端，上颈椎损伤在颈椎损伤中约占30%，其中多数合并有下颈椎损伤。下颈椎是指第三颈椎至第七颈椎（C3~C7），颈椎损伤约70%发生在下颈椎。颈椎损伤多为高能量伤，受伤机制复杂，常因脊髓损伤导致呼吸、循环功能障碍，致死、致残率高。

一、颈椎损伤的部位

（一）上颈椎损伤

上颈椎损伤是指枕-寰-枢椎复合体任何结构的损伤，患者神经症状轻重不一。上颈髓为延髓的延续，伤情重危者伴有不同程度的脑干和高位脊髓损伤，表现为四肢痉挛性瘫痪，可因延髓损伤致中枢性呼吸、循环衰竭而迅速致命。

（二）下颈椎损伤

下颈椎相邻椎体后关节面向前倾斜与横截面成45°，韧带和关节囊损伤易导致上关节突向前脱位。下颈椎损伤后，脊髓、神经受累与X线片、CT显示的骨关节损伤程度相关。下颈椎爆裂骨折合并脊髓损伤比例高，双侧关节突脱位属于不稳定损伤，多合并脊髓、神经损伤，而大部分单侧关节突脱位属于稳定损伤。

（三）脊髓损伤

颈段脊髓损伤多表现为四肢瘫，损伤机制包括原发性损伤、二次创伤和继发性损伤。其中原发性损伤依据病理改变分为脊髓震荡、脊髓实质性损伤

（挫裂伤）和脊髓受压3类。避免二次创伤、减轻继发性损伤是颈椎损伤急诊处置的关键。

1. 脊髓震荡：是暂时性的脊髓功能抑制，表现为迟缓性截瘫，多为不全瘫，病理上无实质性损伤。脊髓功能在伤后数小时内开始恢复，常在几日内完全恢复正常。脊髓休克：是急性脊髓实质性损伤的早期表现，损伤平面以下的脊髓功能处于抑制状态，表现为暂时性迟缓性截瘫，脊髓腰骶段所支配的运动、感觉和反射功能均完全丧失。脊髓休克是暂时性的，可持续24 h以上。

2. 脊髓挫裂伤与脊髓受压：（1）脊髓挫裂伤：是受伤瞬间骨折移位造成的脊髓实质性损伤，可为脊髓实质的部分性损伤，也可能是完全性的横贯伤。（2）脊髓受压：是移位的骨折块、脱位的椎骨、脱出的椎间盘或皱折的韧带组织等压迫脊髓所致，常合并一定程度的脊髓实质性损伤。

3. 脊髓二次创伤：指颈椎损伤后，颈椎失稳，由于未能及时发现或者处置、操作不当造成脊髓、神经再次受到机械力损伤，脊髓和神经功能障碍加重。

4. 脊髓继发性损害：指脊髓损伤后，脊髓内部发生出血、水肿、炎性反应等一系列病理生理改变，并于伤后12~72 h达到高峰，加重脊髓损伤和神经功能障碍。

5. 四肢瘫：是颈段脊髓损伤造成的神经功能障碍，表现为双上肢、双下肢和躯干部分或完全性运动感觉障碍，分为完全性四肢瘫与不完全性四肢瘫。完全性四肢瘫：是颈脊髓的横贯性损伤，在脊髓休克终止后，损伤平面以下仍没有任何感觉、运动的恢复，造成完全性四肢瘫。不完全性四肢瘫：是颈脊髓的不完全损伤，脊髓功能可有不同程度的恢复，包括前脊髓综合征、脊髓中央综合征、脊髓半切综合征和后脊髓综合征4种特殊类型。

二、颈椎外伤的急诊处置

急性呼吸衰竭、低血压休克是颈椎损伤最早出现的并发症，常需紧急处置。

（一）急性呼吸衰竭

急性呼吸衰竭是颈椎损伤患者早期死亡的重要原因，应进行血氧饱和度、血气分析等动态监测患者呼吸功能。对于C3~C4以上平面脊髓损伤，如为完全性脊髓损伤，尽早行气管插管或气管切开，呼吸机支持治疗，并加强后续气道管理。

下颈髓损伤常因膈肌和肋间肌功能障碍出现进行性呼吸衰竭，可根据患者伤情预防性气管插管或气管切开。可采用可视喉镜、经皮气切等方式，确保操作中颈椎处于中立位和轴性固定，避免过度仰伸。

（二）持续性低血压

约有20%的颈髓损伤患者伤后出现持续性低血压伴心动过缓。不同于血压低、心率快的失血性休克，颈髓损伤低血压主要是脊髓交感神经传导受损导致的神经源性休克，这种情况下为升压大量补液有可能带来全身状况的恶化。持续性低血压会引起继发性的脊髓缺血性损伤，应尽早纠正低血压状态，推荐在颈脊髓损伤7 d内将平均动脉压控制在85 mmHg（1 mmHg = 0.133 kPa）以上。在进行液体复苏治疗的同时，可辅以多巴胺、去甲肾上腺素等血管活性药维持血压。

（三）药物治疗

脊髓损伤药物治疗临床疗效尚待观察，目前还没有发现对脊髓损伤有明确治疗作用的药物，只建议对成年急性脊髓损伤8 h以内者给予大剂量甲泼尼龙治疗，时间不超过48 h。甘露醇可作为早期治疗用药减轻脊髓水肿，应在循环功能稳定的情况下使用。

三、颈椎外伤的手术治疗

（一）手术目的

骨折脱位复位，解除脊髓压迫，为脊髓神经功能恢复创造条件；恢复颈椎序列，重建颈椎即刻稳定，利于早期康复锻炼。

（二）手术指征

不稳定寰椎骨折近年来倾向于手术治疗。下颈椎损伤SLIC评分>4分时需要手术治疗（表20-1）。

表 20-1 下颈椎损伤分类（SLIC）评分

	评分依据	分值
椎体损伤形态	无损伤	—
	压缩骨折	1
	爆裂骨折	2
	脱位	3
	旋转脱位	4
椎间盘韧带复合体	无损伤	0
	可疑损伤	1
	损伤	2
神经功能状态	正常	0
	神经根损伤	1
	脊髓完全损伤	2
	脊髓不完全损伤	3
	持续性神经压迫	4
治疗选择	评分≤3分	非手术治疗
	评分=4分	根据患者具体情况决定
	评分>4分	手术治疗

（三）手术时机

脊髓损伤早期手术减压可改善神经功能，降低并发症发生率、病死率，缩短住院时间，促进神经功能恢复。颈椎骨折伴脊髓损患者，力争在24 h内手术治疗，有进展性神经功能损伤者应急诊手术减压。不完全性颈脊髓损伤患者，损伤12 h内的超早期手术减压有利于神经功能恢复，但不包括颈脊髓中央束损伤的患者，此类损伤多数学者建议伤后2周内手术。无脊髓损伤的患者应尽早手术治疗。

四、颈椎损伤常见并发症

（一）肺部感染

因呼吸中枢或膈肌、肋间肌功能障碍，颈椎损伤患者常出现呛咳反射减弱，咳痰无力，并发肺部感染，因此治疗上应以保持呼吸道通畅、加强气道分泌物排除、防止肺部感染为主要目标。应动态监测患者呼吸功能，对有呼吸衰竭倾向的患者早期预防性气管插管、气管切开有助于气道管理和肺部感染防控。颈椎骨折、脱位的及时手术复位固定、早期康复锻炼也有利于肺部感染的防控。

（二）机械通气指征

对于下颈段脊髓损伤患者动脉血氧分压低于 50 mmHg 或二氧化碳分压高于 50 mmHg，排除呼吸道梗阻，确诊为呼吸肌无力所致的患者，推荐进行气管插管机械通气。对于 C4～C6 的 ASIA A-B 级损伤同时存在胸部合并伤、肺部疾患、需行复杂颈部手术、机械通气时间在 7 d 以上的患者，以及 Injury Severity Score（ISS）评分 >32 分的患者均推荐进行气管切开。

（三）低钠血症

低钠血症是颈脊髓损伤患者较为常见的电解质紊乱，发生率为 13%~19%，多于伤后 1 周内出现，颈髓损伤程度越重、平面越高，低钠血症的发生率越高，程度越重。颈髓损伤后的低钠血症分为稀释性低钠血症和低血容量性低钠血症，稀释性低钠血症补钠的同时需限制液体摄入，低血容量性低钠血症补钠的同时需补液扩容。

（四）深静脉血栓

由于长时间卧床制动，肢体失神经支配及肌肉活动减少，深静脉血栓（deep venous thrombosis，DVT）是脊髓损伤后的常见并发症，多在伤后 2 周内发生，应对患者进行 DVT 危险因素和出血风险评估，并采用物理或药物预防 DVT 发生。药物可使用预防剂量的低分子肝素皮下注射或利伐沙班等口服，并在排除颅内出血或多发伤出血控制后 36 h 内尽早使用。

（五）泌尿系感染

因脊髓损伤后膀胱功能障碍，导致尿潴留、泌尿系感染也是常见并发症。

（六）体温调节障碍

脊髓损伤尤其是高位颈髓损伤的四肢瘫患者可表现持续高热，主要原因有：交感、副交感神经系统失平衡导致散热障碍；颈髓损伤后全身皮下血管扩张，汗腺麻痹出汗减少；环境温度升高，机体体温调节障碍，体温升高。

五、颈椎外伤的麻醉管理

（一）呼吸管理

1. 若颈椎存在开放伤、血肿压迫或者气道内有异物阻塞气道时，必须首先及时解除局部压迫，清理呼吸道，保证气道通畅。

2. 拟行颈椎后路手术的患者，推荐首选经鼻气管插管，患者更容易耐受；气管导管的材质优先考虑加强钢丝导管，不容易打折，特别适合于颈椎手术患者围术期气道管理。

3. 清醒气管插管的指征

（1）患者有延迟胃排空的风险；（2）特殊困难气道（无法使用直接喉镜和喉罩、面罩给氧困难、固定装置限制、可能存在气道受压等）；（3）插管后需要评估神经功能（严重颈椎不稳）等。气管插管前应充分预给氧，实施充分的表面麻醉，避免剧烈呛咳影响颈椎的稳定性。在心电监测下，气管插管前可静脉使用一定剂量的右美托咪定来减少患者的不适。

4. 术前用药

抗胆碱能药（如阿托品、格隆溴铵）能减少呼吸道内分泌物。

5. 气管拔管时机与术后人工通气

此类患者气管拔管务必谨慎，需根据咳嗽反射、咽反射、吞咽功能、意识状态等综合评价，脊髓损伤平面直接影响气管拔管指征。气管拔管时可使用换管器，拔管后建议床旁备气管切开包。术后是否需要人工通气应根据患者和手术情况决定。患者因素包括术前存在神经肌肉功能障碍、严重限制性呼吸功能不全、先天性心脏病、颅脑损伤、肺部感染、右心室功能衰竭和肥胖等；手术因素包括手术时间长、手术导致脊髓损伤、侵入胸腔、血液丢失超过30 mL/kg等。通常颈椎外伤患者在术后监护室仅需数小时的人工机械通气，潮气量和呼吸频率正常后即可气管拔管。对于高位完全性脊髓损伤患者，术后很有可能需要长期的机械通气，因此建议保留气管导管，后续阶段ICU医师根据情况再行气管切开。

（二）循环管理

核心原则有效监测、合理补充血容量，防治休克。

除基本监测外，推荐有创动脉压监测并连续检测动脉血气；实施神经诱发电位监测可以间接反映脊髓供血情况。颈髓损伤患者休克主要原因仍是外伤失血导致的血容量不足，但也需考虑脊髓高位横断急性期引起的脊髓休克。纠正失血性休克时需动态排除是否存在血气胸、腹部脏器出血等合并伤，急救手术时应建立两路以上有效静脉通道。单纯脊髓休克首选使用血管活性药物，切不可快速大量补液。

术中建议此类患者平均动脉压保持在80 mmHg以上，以保证脊髓血供和灌注，不建议实施控制性降压。脊髓休克患者存在严重心动过缓时，请心内科会诊是否需要留置临时起搏器。有条件时可使用PiCCO，或留置肺动脉导管进行心排量和外周血管阻力监测以指导临床输血、补液以及合理应用血管活性药物。

（三）神经保护

维持内环境的稳定是颈椎外伤患者神经保护的基础。低血压、贫血、低氧血症或低血糖任何因素均可能加重神经损伤。而颈椎外伤患者由于受到外伤应激，脊髓损伤等因素的影响，容易出现内环境紊乱的情况。术中有必要加强监测血压、容量状况、组织氧合和血糖等，维持内环境的稳定。术中可使用5%白蛋白维持充足的容量，一般不输注可加重水肿的低渗液。神经组织对急性贫血非常敏感，对于术中出血较多的患者，需输血以维持血红蛋白含量在8 g/dL以上。

（四）体位管理

患者从推车到手术床上以及实施俯卧位手术时的体位变化，一方面容易加重颈椎外伤的患者损伤，另一方面体位变动易导致循环不稳定，特别是在颈椎外伤患者循环调节功能受损的情况下。所以体位变动时为了制动通常使用颈托固定患者，主要采用多人平移的方法转运患者。为了减轻体位变化引起的低血压，通常在变换体位前补充容量。一旦发生低血压时积极处理。另外，在俯卧位手术时，气管导管容易移位，扭转。为了防止这样的情况发生，可采用加强钢丝导管经鼻插管，丝绸胶带固定等措施。摆好体位后，应再次确定导管位置。

　　总之，颈椎外伤患者不仅可使神经功能受损，还可影响正常的呼吸和循环功能，麻醉管理中需采取适当的措施保护神经功能，加强气道管理，维持循环稳定，可使患者安全度过围术期。

拓展阅读

[1] 中国医师协会急诊医师分会，解放军急救医学专业委员会，中国急诊专科医联体，等. 成人颈椎损伤急诊诊治专家共识[J]. 中国急救医学，2022，42(3)：189-196.

[2] Badhiwala JH，Ahuja CS，Fehlings MG. Time is spine：a review of translational advances in spinal cord injury[J]. J Neurosurg Spine. 2018. Dec 20；30(1)：1-18.

[3] 中国医师协会急诊医师分会，解放军急救医学专业委员会，中国急诊专科医联体，北京急诊医学学会. 成人颈椎损伤诊治急诊专家共识[J]. 临床急诊杂志，2022，23(3)：161-168.

[4] Bransford RJ，Alton TB，Patel AR，et al. Upper cervical spine trauma[J]. J Am Acad Orthop Surg. 2014. Nov；22(11)：718-729.

[5] Lin B，Wu J，Chen ZD，et al. Management of combined atlas-axis fractures：a review of forty one cases[J]. Int Orthop. 2016. Jun；40(6)：1179-1186.

[6] 中国医师协会骨科医师分会，中国医师协会骨科医师分会《成人急性下颈段脊柱脊髓损伤循证临床诊疗指南》编辑委员会. 中国医师协会骨科医师分会骨科循证临床诊疗指南：成人急性下颈段脊柱脊髓损伤循证临床诊疗指南 [J]. 中华外科杂志，2018，56(1)：5-9.

[7] Walters BC. Methodology of the Guidelines for the Management of Acute Cervical Spine and Spinal Cord Injuries[J]. Neurosurgery，2013，72 Suppl 2：17-21.

[8] Lovich-sapola j，johnson f，smith CE. Anesthetic considerations for oral，maxillofacial，and neck trauma[J]. Otolaryngol Clin North Am. 2019，52(6)：1019-1035.

[9] Kuza CM，vavilala MS，speck RM，et al. Use of survey and delphi process to understand trauma anesthesia care practices[J]. Anesth Analg. 2018，126(5)：1580-1587.

第21章 并发症——骨水泥植入综合征

骨水泥是一种医用材料，其主要成分是聚甲基丙烯酸甲酯（polymethyl methacrylate，PMMA），它是一种广泛应用于临床的自凝性生物材料，常应用于骨科手术，作为黏结或填充使用。聚甲基丙烯酸甲酯具有明显的循环系统及凝血系统毒性，这不仅包括骨水泥本身的单体毒性反应，还包括了在其凝固时所产生的大量热反应；后者持续作用于骨细胞表面进而导致局部组织坏死，大量的坏死组织连同释放的组胺及前列腺素会进一步造成循环及凝血系统障碍。这一系列严重临床并发症被称为骨水泥植入综合征（bone cement implantation syndrome，BCIS）。

一、骨水泥在脊柱外科手术中的应用

1. 骨质疏松性椎体压缩骨折

骨质疏松性椎体压缩骨折（osteoporotic vertebral compression fractures，OVCFs）由于原发性骨质疏松症导致脊柱椎体骨密度和骨质量下降，骨强度减低，椎体在轻微外伤甚至没有明显外伤的情况下即发生压缩骨折，以胸/腰背部疼痛为主，伴或不伴下肢神经症状。骨质疏松性椎体压缩骨折导致骨折椎体高度丢失，后凸畸形，产生顽固性背痛，并导致心肺功能下降和胃肠功能紊乱。椎体骨折发生后，由于疼痛、卧床、活动减少，促进患者骨量进一步丢失。持续的骨量丢失加上后凸畸形导致患者身体重心前移，使脊柱再骨折和其他部位骨折的发生率显著增加。骨折和疼痛还影响患者活动能力，导致睡眠和心理问题，严重降低患者生活质量。骨质疏松性椎体压缩骨折患者骨折后1年的死亡率高于普通人群，4年生存率仅为50%。

2. 骨质疏松性椎体压缩骨折的微创手术治疗

经皮椎体后凸成形术（PKP）和椎体成形术（PVP）是目前首选的微创手术治疗方法（图21-1）。通过经皮向骨折椎体注射骨水泥，能够迅速缓解疼痛，增强病椎的强度和刚度，防止椎体进一步塌陷和畸形，而且没有传统开放手术内固定带来的手术创伤以及远期可能出现的内固定失败。经皮椎体后凸成形术还可通过球囊扩张使压缩骨折得到一定程度的复位，球囊取出后在椎体内形成的空腔有利于骨水泥低压力注入，有效降低骨水泥渗漏率。

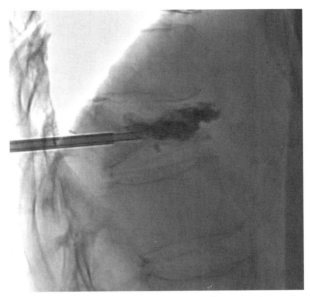

图21-1　经皮椎体后凸成形术中骨水泥的应用

3. 麻醉与体位摆放

可选用局部麻醉或全身麻醉。常规采用俯卧位。极少数患者由于肋骨骨折、肋软骨炎导致前胸壁疼痛，或者因为心肺功能不好，不能耐受完全俯卧位时，可根据具体情况采取其他相应体位，如侧卧或侧俯卧位。

4. 术中骨水泥的应用

脊柱椎体成形术或椎体后凸成形术中使用骨水泥对椎体进行填充与稳定。但对于伴有椎体前壁和前侧壁破裂或缺损的椎体，有发生骨水泥外渗和整体脱出的风险。

二、骨水泥植入综合征的病理生理

骨水泥植入综合征的病理生理表现主要与骨水泥的单体甲基丙烯酸甲酯具有促血小板及纤维蛋白凝集的作用有关。当术中植入骨水泥后，其释放的大量单体被局部组织吸收，诱发释放腺嘌呤核苷酸以及凝血酶等活性物质，后者具有扩张外周血管、降低血压的作用。此外，当大量纤维蛋白以及血小板聚集时，还会引起肺循环阻力增大，并出现肺部栓塞、肺损伤、进而诱发低氧血症。骨水泥的单体对心肌细胞也有很强的毒性，其具有降低心肌细胞活性、诱导信号异常传导以及负性肌力的作用，最终导致患者术中出现严重心律失常以及心肌搏动或射血异常。

三、骨水泥植入综合征严重程度分级

根据骨水泥反应的严重程度可以将骨水泥植入综合征进行分级，详见表21-1。

表21-1　骨水泥植入综合征分级

程度	低氧血症	低血压	意识
轻	轻度低氧SpO_2<94%	收缩压下降超过20%	清醒（非全麻）
中	严重低氧SPO_2<88%	收缩压下降超过40%	意识丧失（非全麻）
重	循环崩溃，需要进行心肺复苏		

1. 死亡

因骨水泥置入过程中导致患者死亡的事件，即使采取紧急医疗干预仍难以避免上述损伤的。

2. 重度

因骨水泥置入过程中导致患者出现循环崩溃，需要紧急进行心肺复苏的。

3. 中度

因骨水泥置入过程中导致出现患者严重低氧SpO_2<88%，收缩压下降超过40%，非全麻下出现意识丧失的。

4. 轻度

因骨水泥置入过程中导致患者出现轻度低氧SpO_2<94%，收缩压下降超过20%，患者意识尚清醒的。

5. 术中出现不适反应，用药后缓解

因骨水泥置入过程中导致患者出现不适反应的事件，经过采取医疗干预症状缓解的。例如：患者在应用骨水泥后，出现散发皮肤搔痒、荨麻疹、感觉异常、皮疹、风团等过敏症状，经用药后患者过敏症状以缓解的。

四、骨水泥综合征的预防

（一）发生骨水泥综合征的原因

（1）术前患者基础疾病较多较重、未能调整至理想状态；（2）围手术期准备尚不充足，例如血压、血糖等指标异常、严重贫血等；（3）置入骨水泥前冲洗量不足；（4）未按要求正确置入骨水泥等。

骨水泥植入综合征在老年患者中有着较高的发生率，归结其原因，主要还是与老年人相对特殊的体质以及多存在各种基础疾病等因素密切相关：一方面，老年人多患有骨质疏松症，这会显著增加患者发生骨折的概率；与此同时，骨质疏松患者的小梁强度低，大量的脂肪和骨髓成分可进入血流并引起肺栓塞。另一方面，高龄患者多存在各种心脑血管疾病，其身体储备功能较差，会造成骨水泥的心血管反应的副作用被放大，循环系统负担进一步加重。

（二）术前准备

术前应完善相关化验及物理检查，例如：血尿常规，凝血、肝肾功能等，超声检测、动态心电图等；要特别注意对患者全身状态的综合评估，尽量达到术前的理想状态：例如

血压 <160/90 mmHg，控制肺部感染，血糖 <8 mmol/L。手术前要及时建立静脉通道，并在植入骨水泥之前予以扩容，降低血液黏度，改善微循环，加快血液循环，在增加有效灌注的同时，降低骨水泥毒性物质累积的风险。

（三）术中监测

可常规对患者使用全身麻醉或硬膜外麻醉，注意密切监测患者心率，血压脉搏，血氧等指标，可根据需要行 CVP 和有创血压监测。在手术过程中，应根据血压的变化，预防性和持续性泵送血管活性剂，如术中出血量较多，可视情况予以适当输注红细胞。术者置入骨水泥后 0.5 h 内为重点监测时段，此时需密切注意患者的心率、血压、呼吸、脉搏等重要生命体征的变化。简而言之，在施用骨水泥之前，可以仔细监测，充分扩大血容量，补充血容量，

维持稳定的麻醉状态以及维持呼吸系统和循环系统的相对稳定性。

（四）发生骨水泥植入综合征的抢救措施

1. 及时解除血流动力学不稳定状态

患者一旦出现休克或肺动脉高压等严重血流动力学异常变化，应在加快液体输注速度以及保证氧气供应的同时及时使用血管活性药物。如果发生心脏骤停，应立即通过心肺复苏抢救。

2. 积极吸氧和防治二氧化碳蓄积

当发生骨水泥植入综合征时，必须予以患者充分的支持治疗。如有必要可以使用压力面罩进行氧气吸入，或使用气管插管来对患者进行呼吸支持，及时预防心脏骤停。

3. 密切监测凝血功能

监测纤维蛋白原等凝血指标，必要时可给予肝素。

五、骨水泥并发症的处理

骨水泥椎管内渗漏，若无明显神经症状，可予以观察，不需特殊处理；若出现骨水泥压迫脊髓症状，尽早使用激素、脱水药物，减轻脊髓水肿，防止继发性损伤，同时行CT或MRI检查明确压迫位置和程度，并急诊行椎管减压术；骨水泥渗漏出现神经根受压表现时应根据压迫症状的严重程度，决定是否行药物治疗或神经根减压术。对于骨水泥椎旁软组织内、椎间盘内渗漏，一般均不引起特殊临床症状，不需特殊处理，若有软组织酸痛等不适，可予以非甾体类抗炎药对症处理。

当骨水泥椎旁静脉内渗漏时，患者若无特殊不适可不予处理，但应密切观察患者生命体征，并行肺部CT检查，以便早期发现可能的肺栓塞。无症状的肺栓塞仍可予密切观察，不需特殊处理；CT检查明确肺内存在骨水泥栓子，患者表现为胸痛、呼吸困难时，可在数字减影血管造影下取栓，甚至开胸手术直视下取栓。

六、小结

骨水泥植入综合征是一种严重的骨科手术并发症，应正确认识骨水泥植入综合征风险等级、辨别高危人群，及时实施干预及预防策略以最大限度地降低骨水泥植入综合征的发病率和病死率具有重要的现实意义。

拓展阅读

[1] 董强，王琪，晁博，等.骨水泥植入综合征的研究进展及预防[J].中国医疗器械信息，2022，28(3)：45-48.

[2] Lange A，Kasperk C，Alvares L，et al. Survival and cost comparison of kyphoplasty and percutaneous vertebroplasty using German claims data[J]. Spine (Phila Pa 1976)，2014，39(4)：318-326.

[3] Edidin AA，Ong KL，Lau E，et al. Morbidity and mortality after vertebral fractures：comparison of vertebral augmentation and nonoperative management in the medicare population[J]. Spine (Phila Pa 1976)，2015，40(15)：1228-1241.

[4] 杨惠林，刘强，唐海.经皮椎体后凸成形术的规范化操作及相关问题的专家共识[J].中华医学杂志，2018，98(11)：808-812.

[5] 中国康复医学会骨质疏松预防与康复专业委员会.骨质疏松性椎体压缩骨折诊治专家共识（2021版)[J].中华医学杂志，2021，101(41)：3371-3379.

[6] Yang H，Liu H，Wang S，et al. Review of percutaneous kyphoplasty in China[J]. Spine (Phila Pa 1976)，2016，41Suppl 19：B52-B58.

[7] 唐海，戴贺，陈浩.经皮椎体后凸成形术治疗骨质疏松性椎体压缩骨折的疗效[J].中国脊柱脊髓杂志，2007，17(11)：833-837.

第22章　并发症——术后硬膜外血肿

硬膜外血肿是脊柱手术少见但非常严重的并发症，因其后果严重，应引起脊柱外科医师和麻醉医师的高度重视（图22-1）。

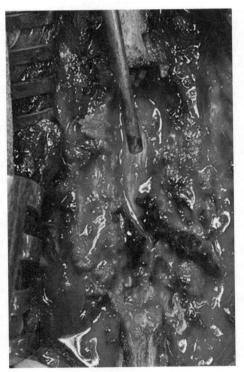

图22-1　术中所见椎管内血肿（吸引器所指方向为椎管内的血凝块）

一、病因

术后术区持续出血和引流不畅是发生硬膜外血肿的主要原因。

二、临床分类

术后硬膜外血肿分为无症状性和症状性，无症状性硬膜外血肿占绝大多数，无临床表现且不造成严重后果。

三、临床表现

症状性硬膜外血肿（symptomatic spinal epidural hematoma，SSEH）是脊柱手术术后少见而严重的并发症，其发生率约为0.1%～1.0%。出血后血液积聚于椎管内导致脊髓或者神经根受压而引起手术部位剧痛，并导致感觉运动障碍、大小便功能障碍等神经系统并发症表现。

四、危险因素

通过对接受脊柱手术的14 932例患者进行回顾性分析揭示了腰椎术后出现症状性硬膜外血肿的危险因素（表22-1）。

表22-1　症状性硬膜外血肿的危险因素

术前风险	术中风险	术后风险
年龄＞60岁	失血量＞1 L	术后48小时内国际标准化比值INR＞2.0
饮酒史	广泛的硬膜外腔暴露	—
使用非甾体类抗炎药	血红蛋白水平小于10 g/dL	—
术前存在凝血功能障碍	手术超过5个脊柱节段	—
既往脊柱外科手术史	—	—
血型Rh+	—	—

五、早期识别

症状性硬膜外血肿发生后的早期准确识别是防止不可逆性神经功能损害的关键，患者如果在PACU内出现麻木、刺痛感、膀胱控制障碍等症状时即应怀疑症状性硬膜外血肿的可能。对于疑似症状性硬膜外血肿的患者，建议尽快行MRI检查，MRI是重要的辅助诊断证据，其能够清晰显示硬膜外血肿的大小、范围以及硬膜囊和神经根受压的程度。

六、干预方案

对于症状性硬膜外血肿患者，建议及时予以手术干预以达到血肿清除和神经减压的目的。清除血肿的时效将直接影响神经功能恢复的可能性。从症状出现后延迟返回手术室超过4小时，即可能会出现永久性括约肌功能丧失或完全瘫痪。症状性硬膜外血肿发生后及早清除血肿可以显著提高神经功能的恢复率。

七、预防措施

为预防术后症状性硬膜外血肿的发生，建议密切观察术后引流量、保证引流管通畅；同时，保证患者严格卧床休息，避免频繁体位变动造成的小血管再破裂。建议在PACU内予以血压监测及管理。

八、麻醉医师的重要作用

（1）术前早期识别高危患者。

（2）术中持续关注和纠正凝血功能，根据凝血功能检查结果或血栓弹力图检查结果提示，补充新鲜冰冻血浆、血小板、凝血酶原复合物，纤维蛋白原等。

（3）术中可应用BIS等麻醉深度监测仪器保持合理的麻醉深度，以便术后患者尽早苏醒，脊柱外科医师可观察评估患者的运动和感觉状态。

（4）术后在PACU完善患者的管理，如果发现术后患者的异常表现，第一时间与脊柱外科医师进行反馈沟通，可明显缩短发现症状性硬膜外血肿的时间，帮助手术患者取得良好预后。

拓展阅读

[1] 中国老年保健协会. 脊柱大手术围术期血液管理专家共识[J]. 中国脊柱脊髓杂志，2022，32（11）：1049−1056.

[2] 罗卓荆，吕国华. 脊柱外科围手术期出血防治专家共识[J]. 中国脊柱脊髓杂志，2021，31（5）：475−480.

[3] Djurasovic M，Campion C，Dimar JR，et al. Postoperative epidural hematoma[J]. Orthop Clin North Am，2022，53(1)：113−121.

[4] Daniels AH，Schiebert SS，Palumbo MA. Symptomatic spinal epidural hematoma after lumbar spine surgery：the importance of diagnostic skills[J]. AORN J，2015，101(1)：85−93.

[5] Yin G，Ni B. Acute postoperative cervical spinal epidural hematoma[J]. Acta Orthop Traumatol Turc，2014，48(4)：437−442.

[6] 叶小伟，刘少强，曾培洪，等. 脊柱术后症状性硬膜外血肿早期诊断和合理防治的研究进展[J]中华外科杂志，2017，55(11)：877−880.

[7] 刘伟，王振林，赵宏，等. 腰椎术后迟发性椎管内硬膜外血肿的处置（附7例病例分析)[J]. 颈腰痛杂志，2023，44(5)：823−826.

[8] Al-Mutair A，Bednar DA. Spinal epidural hematoma[J]. J Am Acad Orthop Surg. 2010，18(8)：494−502.

[9] Awad JN，Kebaish KM，Donigan J，et al. Analysis of the risk factors for the development of post-operative spinal epidural haematoma[J]. J Bone Joint Surg Br. 2005，87(9)：1248−1252.

第23章 并发症——类脊髓高压综合征

脊柱内镜技术已经成为治疗腰椎间盘突出症的主流手术方式（图27-1），但部分患者术后出现以颈痛、烦躁、濒死感、癫痫发作等症状为表现的并发症，相关文献称此并发症为类脊髓高压综合征（myeloid hypertension like syndrome，MHI）。

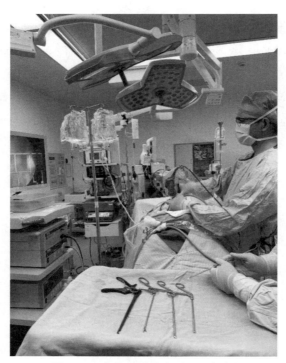

图27-1 脊柱内镜技术（UBE术中）

一、形成机制

类脊髓高压综合征的产生与硬膜外高灌注压、脊髓静脉解剖结构、盐水逆向灌注等有关。

（一）硬膜外高灌注压

脊髓是构成机体中枢神经系统的重要成分，由硬脊膜、蛛网膜和软脊膜从外向内依次包绕。在脊髓和椎管之间仍留有一空隙，称作硬膜外间隙，由疏松的硬膜外脂肪和硬膜外静脉丛填塞。其解剖结构决定此间隙在存在外部压力的情况下是可扩张性的。由于硬膜外间隙的存在，经皮椎间孔镜腰椎间盘切除术手术过程中，当突破黄韧带后，术中高处悬挂的生理盐水可以进入硬膜外间隙。生理盐水随着手术时间的延长逐渐充盈硬膜外间隙，导致硬膜外压升高而压迫脊髓以及位于该生理间隙内的椎内静脉丛。术中灌注的生理盐水传导至硬膜外间隙是导致硬膜外压升高的根本原因。硬膜外压力升高首先直接压迫硬脊膜，然后传导至颅内导致颅内压升高。机体为保证颅内血液供应，使机体血压升高从而满足颅内供血，但同时会导致手术视野处出血增多。若术者进一步增加灌注压力，则产生硬膜外压力和颅内压持续增高的恶性循环，脊髓受到的压迫逐渐增大，其临床表现从颈部疼痛逐渐发展到癫痫发作。

（二）脊髓静脉解剖结构

脊髓主要有6条静脉组成，分别为脊髓前后静脉、2条脊髓前外侧静脉和2条脊髓后外侧静脉。6条静脉相互汇合，经过前根静脉和后根静脉流入椎内前静脉丛和椎内后静脉丛，静脉丛压力低且无静脉瓣，血液可以发生逆流。当外来的压力致椎管内静脉丛血流动力学发生变化时，脊髓静脉回流困难，甚至发生逆流，导致脊髓缺血、缺氧、水肿，甚至出现脊髓神经细胞坏死、肢体感觉和运动障碍。

（三）盐水逆向灌注

由于解剖结构限制，脊柱内镜术中可观察的视野较为局限，术中硬脊膜出现微小破口难于及时发现。高压盐水经破口逆向灌注，导致硬膜内压力迅速升高，进而压迫脊髓可导致该并发症。

二、临床表现

类脊髓高压综合征的临床表现多种多样，但仍然有规律可循，因此提出类脊髓高压综合征的分级，详见表27-1。

表 27-1　类脊髓高压综合征的分级

分级	临床表现
一级	颈部疼痛，伴或不伴恶心呕吐
二级	烦躁，伴或不伴呼吸困难、肢体感觉运动障碍
三级	癫痫，伴或不伴意识障碍

三、处理方式

类脊髓高压综合征的治疗以对症治疗和生命支持治疗为主，及时发现、及时处理，避免病情进一步发展。当术中发生硬脊膜撕裂及脑脊液漏时，应尽快结束手术，避免长时间工作液体灌注导致颅内压升高；硬膜囊撕裂口较大或合并疑似神经损伤患者，需中转开放手术探查、一期缝合硬膜囊；术后应调节患者体位于头低足高位，减少脑脊液漏出，同时对切口进行加压包扎，必要时可行脑脊液穿刺引流，待引流量减少至 50 mL 以下时，考虑拔除引流管。

四、预防措施

预防类脊髓高压综合征的发生主要是减轻对硬膜的压迫和避免对硬膜造成损伤。

（1）尽量缩短手术时间（灌洗时间），当灌注压力恒定，灌溉时间越长，硬膜外腔的液体量越多，越容易引起硬膜顺应性降低。

（2）在满足内镜视觉操作需要的前提下，尽量降低基础灌注速度，灌洗速度越快，进入硬膜外腔的液体就越多，相应的硬膜外压力越大。目前认为至少将灌注速度控制在 150 mL/min 以下。

（3）精细操作避免硬膜撕裂：手术视野不清晰导致的操作失误，硬膜与黄韧带粘连，黄韧带钙化，以及手术技术不熟练均是可能导致术中硬脊膜损伤的原因。为预防术中发生硬脊膜撕裂，可于术前明确是否存在黄韧带钙化；术中维持 0.9% 氯化钠注射液灌洗通畅，使用射频电凝或骨蜡充分止血，保证清晰的手术视野；精细轻柔操作，切除黄韧带前利用神经剥离子轻柔分离黄韧带与硬膜囊。

（4）术中监测有创动脉血压十分必要，密切监测血压的实时变化，及时行血气分析，调整内环境稳定。

（5）全程监测患者体温，避免低温发生。

（6）避免使用温度过低的灌洗液，低温刺激可能引起血管的痉挛，不利于脊髓血液回流，建议将灌洗液加热至体温水平。

（7）术中注意体位摆放，保持头高脚底位。

（8）加强麻醉苏醒期患者生命体征监测，对于出现不适症状的患者注意早期鉴别诊断并积极处理。

拓展阅读

[1] 任国帅，伦登兴，陈万森，等. 类脊髓高压综合征的发生机制及预防措施[J]. 实用骨科杂志，2023，29（3）：231-234.

[2] Jin M，Zhang J，Shao H，et al. Percutaneous transforaminal endoscopic lumbar interbody fusion for degenerative lumbar diseases：a consecutive case series with mean 2-year follow-up[J]. Pain Physician，2020，23（2）：165-174.

[3] 北京医学会骨科分会微创学组，首都医科大学骨外科学系微创学组. 内镜辅助后入路腰椎管狭窄减压手术专家共识（2022）[J]. 中华腔镜外科杂志，2022，15（6）：321-326.

[4] 卢彦，马丽，李向朋，等. 单侧双通道椎间孔镜手术全麻术中类脊髓高压综合征麻醉处理1例[J]. 国际麻醉学与复苏杂志，2023，44（9）：967-969.

[5] Zhu L，Cai T，Shan Y，et al. Comparison of clinical outcomes and complications between percutaneous endoscopic and minimally invasive transfora minal lumbar interbody fusion for degenerative lumbar disease：a systematic review and meta-analysis[J]. Pain Physician，2021，24（6）：441-452.

[6] 中国康复医学会脊柱脊髓损伤专业委员会脊柱微创学组，中国康复医学会脊柱脊髓专业委员会腰椎研究学组. 脊柱内镜辅助下腰椎椎体间融合术应用的中国专家共识[J]. 中华医学杂志，2023，103（5）：329-335.

[7] Li X，Liu J，Liu Z. Comparison of the results of open PLIF versus UBE PLIF in lumbar spinal stenosis：postoperative adjacent segment instability is lesser in UBE. J Orthop Surg Res. 2023，18（1）：543.

第24章 并发症——恶性高热

恶性高热（malignant hyperthermia，MH）是一种以常染色体显性遗传为主要遗传方式的临床综合征，其典型临床表现多发生于应用挥发性吸入麻醉药，如氟烷、异氟烷、七氟烷、地氟烷和（或）去极化神经肌肉阻滞药琥珀酰胆碱之后。在脊柱外科手术中，脊柱侧弯患者高发。

一、发病机制

恶性高热是骨骼肌细胞的钙离子调节障碍导致的细胞内钙离子水平异常升高，引起骨骼肌强直收缩、产热增加等高代谢表现，进而发展为多器官功能障碍甚至衰竭。恶性高热易感者在触发因素（主要是挥发性吸入麻醉药和琥珀酰胆碱）的作用下，发生钙离子释放异常增加而不能有效再摄取，导致肌浆内钙离子浓度持续增高，骨骼肌细胞发生强直收缩，其结果为：（1）产热增加导致核心体温急剧增加，CO_2 生成急剧增加导致呼吸性酸中毒；（2）高代谢状态增加机体氧耗，导致缺氧和代谢性酸中毒；（3）骨骼肌缺血缺氧损伤，发生横纹肌溶解，导致细胞内钾离子和肌红蛋白等释放，高血钾可诱发心律失常，肌红蛋白堵塞肾小管可导致肾功能损害；（4）骨骼肌细胞坏死可诱发机体严重炎症反应，激活凝血系统，导致弥散性血管内凝血，多器官功能衰竭。

二、临床表现

恶性高热可分为以下4种类型，其中爆发型恶性高热具有典型的临床表现，是临床通常所指的恶性高热。

1. 爆发型：多以高碳酸血症为首发症状，特点是在通气量正常或者高于正常的情况下呼气末 CO_2 分压仍然持续升高，核心体温急剧升高（可能是早期，也可能是晚期体征，最高可达40 ℃以上），可同时合并呼吸性和代谢性酸中毒、高钾血症、心动过速、肌肉僵硬。如治疗措施不及时，多数患者在数小时内死于严重酸中毒、高钾血症、顽固性心律失常和循环衰竭。在发病24～36 h内，上述症状可能再次发作。爆发型恶性高热至少包括以下症状体征中的3种：心脏相关症状、酸中毒、高碳酸血症、体温升高和肌肉强直。

2. 咬肌痉挛型：使用琥珀酰胆碱后患者出现咬肌僵硬，可能是恶性高热的早期症状。肌酸激酶（CK）可发生变化。

3. 延迟发作型：不常见。可能在全身麻醉结束后才出现，通常在术后1 h之内开始。

4. 单纯横纹肌溶解型：一般术后24 h内出现，横纹肌溶解的严重程度不能由合并疾病和手术因素来解释。

恶性高热的典型临床表现源于骨骼肌高代谢与损伤，心血管、呼吸、消化、泌尿等系统的改变都是继发于骨骼肌强直收缩和横纹肌细胞溶解。恶性高热患者的体温调节中枢正常，核心体温升高是由于骨骼肌强烈收缩产生的热量不能及时散发到周围环境中造成的。临床工作中，使用挥发性吸入麻醉药和/或琥珀酰胆碱后，出现不明原因的呼气末CO_2分压升高，过度通气无效时，应该立即检查肌肉张力、监测患者核心体温。如果呼气末CO_2分压升高、核心体温升高和肌张力升高者同时出现时，应高度怀疑恶性高热，立即停止挥发性麻醉药物使用，同时监测血气、电解质、肌酸激酶和肌红蛋白。术前肌酸激酶异常增高、不能排除隐性肌肉疾病的患者，应慎用挥发性吸入麻醉药物和琥珀酰胆碱。

三、临床诊断

1. 恶性高热的临床诊断核心要点：（1）无法解释出乎意料的ETCO$_2$升高；（2）无法解释出乎意料的心率升高；（3）无法解释出乎意料的体温升高（图24-1）。

2. 也可通过恶性高热CGS评分标准进行细化的详细评分，详见表24-1，表24-2。

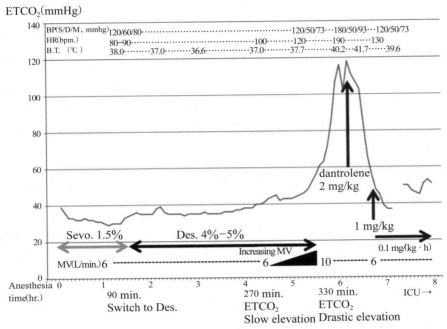

图 24-1　恶行高热发生后 ETCO₂、血压、心率、膀胱温度的麻醉记录

注：在麻醉时间的 270 分钟至 330 分钟观察到 ETCO₂ 的缓慢升高，尽管分钟通气量（MV）增加至 10 L/min，ETCO₂ 峰值仍达到 111 mmHg。静脉注射 2 mg/kg 丹曲林后，不可控的 ETCO₂ 开始有所下降，25 分钟后 ETCO₂ 降低到 60 mmHg。观察到 190 次/分的心动过速和 180/50 mmHg 血压，膀胱峰值温度为 41.7℃

引自：Hara Y，Hosoya Y，Deguchi R，et al. A case of malignant hyperthermia that was difficult to be differentiated from oral antipsychotic polypharmacy- associated neuroleptic malignant syndrome[J]. JA Clin Rep. 2016；2(1)：8.

表 24-1　恶性高热的 CGS 评分标准

项目	指标	分数
肌肉僵硬	全身肌肉僵硬（不包括由于体温降低和吸入麻醉苏醒期间及苏醒后即刻所导致的寒战）	15
肌溶解	静脉注射琥珀酰胆碱后咬肌痉挛	15
	静脉注射琥珀酰胆碱后 CK>20 000 IU	15
	未应用琥珀酰胆碱麻醉后 CK>10 000 IU	15

项目	指标	分数
肌溶解	围术期出现肌红蛋白尿	10
	尿肌红蛋白>60 μg/L	5
	血清肌红蛋白>170 μg/L	5
	全血/血清/血浆 K^+>6 mEq/L（不包括合并肾衰时）	3
呼吸性酸中毒	在分钟通气量足够的情况下，呼气末 CO_2 分压>55 mmHg	15
	在通气正常的情况下，动脉血 CO_2 分压>60 mmHg	15
	在自主呼吸条件下，呼气末 CO_2 分压>60 mmHg	15
	在自主呼吸条件下，动脉血 CO_2 分压>65 mmHg	15
	异常的高碳酸血症	15
	异常的呼吸过速	10
体温升高	围术期体温异常快速的升高（需根据麻醉医生的判断）	15
	围术期体温异常升高（>38.8 ℃）（需根据麻醉医生的判断）	10
心律失常	异常的心动过速	3
	室性心动过速或室颤	3
家族史（仅用于筛选易感者）	直系亲属中有MH家族史	15
	非直系亲属中有MH家族史	5
其他	动脉血气显示碱剩余<-8 mEq/L	10
	动脉血气显示pH值<7.25	10
	静脉注射丹曲林钠后呼酸及代酸很快纠正	5
	有MH家族史伴有静息状态下CK升高	10
	有MH家族史伴有以上表现的任一种	10

注：MH恶性高热 CK肌酸激酶

表24-2　CGS评分结果与发生恶性高热可能性

得分	级别	发生恶性高热可能性
0分	1级	极不可能
3~9分	2级	不可能
10~19分	3级	接近于可能
20~34分	4级	较大的可能性
35~49分	5级	很可能
≥50分	6级	几乎肯定

四、预防

对于恶性高热易感者，关键是预防，避免恶性高热发作，应做到以下几点。

1. 麻醉前仔细询问家族史：对全身麻醉患者，特别是计划使用挥发性吸入麻醉药和琥珀酰胆碱者，应详细询问是否有可疑恶性高热麻醉史及家族史。应高度关注有麻醉中和麻醉后出现不明原因死亡家族史的患者。

2. 评估患者对恶性高热的易感性：有异常高代谢类麻醉不良反应病史的患者、与恶性高热患者有血缘关系的亲属和患有先天性骨骼肌肉疾病的患者，是术中发生恶性高热的高危人群。如果术前有不明原因的乳酸脱氢酶（LDH）或肌酸激酶显著升高，也应提高警惕。

3. 避免使用诱发恶性高热的麻醉药物：一般情况下，局部麻醉药物均可安全使用。如果必须实施全身麻醉，应避免使用禁用药物。恶性高热易感者禁用及可安全使用的药物见表24-3。

表24-3　恶性高热易感者禁用及可安全使用的药物

禁用药物	可安全使用的药物
氟烷及所有挥发性吸入麻醉药	苯二氮䓬类药、巴比妥类药、氧化亚氮、麻醉性镇痛药
琥珀酰胆碱	非去极化肌松药、异丙酚、局麻药（不加肾上腺素）

4. 备用和快速采购注射用丹曲林钠：鉴于恶性高热罕见，发病快、病情进展迅速，病死率高等特点，建议：（1）凡有挥发性吸入麻醉业务的医院应

将注射用丹曲林钠纳入麻醉科抢救药品目录；（2）有临床需求的医院采购备用（1人份，即24~36瓶），按国家相关药品管理规定严格管理；（3）在医院现有"临时购药"的基础上，建立注射用丹曲林钠"临时紧急购药机制"以有效应对因各种原因"未备用"及"储备药物不足"等情况。上述抢救预案及流程应经医政管理部门审批备案。

5. 全身麻醉常规监测呼气末CO_2分压、体温、ECG、BP和SpO_2。

6. 应具备快速进行血气、电解质、肌红蛋白、心肌酶谱等检测的综合服务能力。

7. 麻醉面罩和呼吸回路：如有条件，麻醉科应常规配备一台未使用过挥发性吸入麻醉药的麻醉机或呼吸机。

8. 成立以麻醉科为核心的多学科抢救小组：对医务人员进行全员培训，随时准备应对和治疗恶性高热。

9. 如果观察到任何恶性高热反应的显著征象，在恶性高热征象最终消失后的12~24 h应密切观察患者病情变化。

10. 建议恶性高热患者及家属进行实验室筛查及基因检测。

11. 随访：应特别提醒恶性高热患者及其有血缘关系的所有亲属，如今后接受麻醉，须主动告知麻醉科医师恶性高热家族史。

五、治疗

（一）治疗恶性高热的针对性药物

目前治疗恶性高热的针对性药物是丹曲林钠。其机制是通过抑制骨骼肌肌浆网内钙离子释放，在骨骼肌兴奋－收缩耦联水平上发挥作用，使骨骼肌松弛。因此，丹曲林钠应尽早使用，尽量争取在骨骼肌发生溶解损害之前使用。丹曲林钠不影响神经肌肉接头功能，该药在体内通过肝微粒体酶降解，代谢物经尿和胆汁排出，另有部分以原形从尿中排出。不良反应包括肌无力、高血钾、消化道紊乱及血栓性静脉炎等。

值得强调的是，丹曲林钠只是抢救恶性高热的措施之一，无论是否应用丹曲林钠，均应根据患者具体情况及所在医疗机构的条件，积极进行物理降温，纠正内环境紊乱，保护重要器官功能等对症处理措施。

（二）恶性高热的抢救处理

1. 即刻抢救措施

如出现恶性高热的典型临床表现，应立即求助、终止使用吸入麻醉药并停止应用琥珀酰胆碱等，尽快经大孔径静脉血管通路注射丹曲林钠。国产注射用丹曲林钠说明书推荐首次剂量为 1 mg/kg，每次追加 1 mg/kg，直至症状消失或达到最大耐受剂量 7 mg/kg。注意更换钠石灰和呼吸管路，并用高流量氧进行过度通气，以洗脱挥发性麻醉药物并降低呼气末 CO_2 分压，有条件者可更换 1 台未使用过挥发性吸入麻醉药的麻醉机；呼吸环路吸入和呼出两侧加用活性炭过滤器（至少每 1 h 更换）；通知外科医师尽快结束手术，如不能短时间内结束手术，应更换为使用不诱发恶性高热的药物维持麻醉。

2. 对症处理

在恶性高热发作急性期迅速开展以下治疗措施：核心体温 >39 ℃时立即开始降温（包括戴冰帽及酒精擦浴、静脉输注冷生理盐水、胃管和尿管内冷生理盐水灌洗、体腔内冰盐水灌洗、甚至体外循环降温等措施）；核心体温降到 38 ℃时停止降温，防止体温过低；纠正酸中毒（pH<7.2 时静脉输注碳酸氢钠）；纠正电解质紊乱，主要治疗高钾血症（过度通气，使用碳酸氢钠、葡萄糖、胰岛素和钙剂等，难以纠正时及早考虑血液净化治疗）并监测血糖；纠正心律失常（纠正酸中毒和高钾血症后通常有效）；适当应用血管活性药物等，以稳定血流动力学；持续监测呼气末 CO_2 分压、分钟通气量、电解质、血气、肌酸激酶、核心体温、尿量和颜色、凝血功能等，监测尿量，如果肌酸激酶和（或）钾离子短时间迅速升高或者尿量降至 0.5 mL/(kg·h) 以下，应用利尿药物以维持尿量 >1 mL/(kg·h)，并用碳酸氢钠碱化尿液，防止肌红蛋白尿导致肾功能衰竭。恶性高热患者尤其是发现较晚的患者，表现为核心体温已经严重升高，横纹肌已经发生溶解，这类患者可能需要使用小剂量肝素预防 DIC 发生，但需要进一步的临床证据支持。

3. 其他处理措施

除了以上处理，如条件允许，通过相关专科评估积极进行血液净化治疗，主要考虑治疗酸碱失衡和电解质紊乱、肌红蛋白尿、高体温等问题。注意以下的相关内容：

（1）血液净化治疗包括肾脏替代治疗、血液灌流及血浆置换等。连续肾脏替代治疗（CRRT）有利于维持内环境稳定，防治肾功能衰竭。血液灌流是将患者血液引到体外，通过灌流器中吸附剂吸附毒物、药物、代谢产物，达到清除这些物质的一种血液净化疗法。血浆置换是一种用来清除血液中大分子物质的方法，将患者血液引出体外，通过血浆分离器分离血浆和细胞成分，去除致病血浆或选择性去除血浆中的某些致病因子。

（2）恶性高热发病早期，尚无肌红蛋白尿表现时，如果出现难以纠正的高钾血症和酸中毒时，可以选择血液透析或血液透析滤过，针对性地清除酸性代谢产物和钾离子，对维持内环境稳定起到积极作用。

（3）随着恶性高热病程的发展，肌细胞损害加重，肌红蛋白入血可能造成急性肾功能衰竭。应监测血肌红蛋白变化情况和尿量，必要时选择血液滤过联合血浆置换，重点清除肌红蛋白等较大分子物质，以防止肾小管肌红蛋白管型的形成。血浆置换清除肌红蛋白不可避免地损失凝血因子和蛋白质等物质，应动态监测凝血功能，及时补充凝血因子和蛋白质等。

（4）与传统的冰敷、灌洗、擦拭等方法相比，连续肾脏替代治疗降温效果更为确切，同时具备核心体温易于监测、温度可控性强的特点。相较于体外循环，持续血液滤过损伤更小，实施也更方便。

（5）恶性高热患者抢救过程中的血液净化措施，可请相关专科医师会诊，协助选择具体的血液净化方式、滤过膜孔径大小、抗凝方式（根据出血倾向，选择肝素、低分子肝素、枸橼酸钠或不进行抗凝）等。

（三）恢复期的监测及处理

1. 加强监测和治疗以确保患者安全度过围术期。25% 的恶性高热患者可能在发病 24~48 h 内复发，应加强监测及时处理，体征消失后持续监测 24 h。

2. 如出现无寒战时肌肉僵硬逐渐加重、异常高碳酸血症伴呼吸性酸中毒、代谢性酸中毒不能用其他原因解释时、核心体温异常升高等则提示恶性高热复发，应继续静脉输注丹曲林钠 1 mg/kg，间隔 4~6 h 重复输注或以 0.25 mg/（kg·h）速率静脉输注至少 24 h，直至病情得到控制。

3. 丹曲林钠停药指征：符合下列所有条件者可考虑停用丹曲林钠或增加给药间隔时间至8~12 h：代谢状况稳定24 h；核心体温低于38 ℃；肌酸激酶持续降低；无肌红蛋白尿；无肌肉僵硬。

4. 有条件者，可做"骨骼肌收缩试验"以明确诊断，或对患者及其直系亲属进行基因检测，筛选恶性高热易感者并建立档案（图24-2）。应特别强调告知恶性高热患者及其有血缘关系亲属，如果接受麻醉，须在麻醉前告知接诊医生恶性高热相关病史或家族史，以便麻醉医生做好相应预案，有效防治恶性高热。

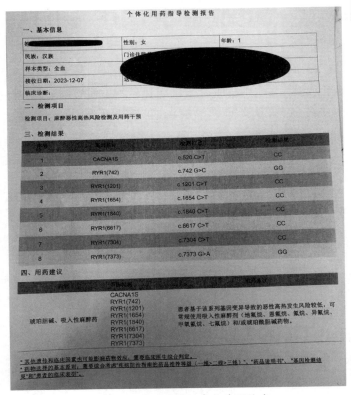

图24-2　麻醉前恶性高热基因检查

拓展阅读

[1] 中国防治恶性高热专家共识工作组. 中国防治恶性高热专家共识（2020版）[J]. 中华麻醉学杂志，2021，41（1）：20-25.

[2] Hopkins PM，Girard T，Dalay S，et al. Malignant hyperthermia 2020：Guideline from the Association of Anaesthetists[J]. Anaesthesia. 2021，76(5)：655−664.

[3] Rüffert H，Bastian B，Bendixen D，et al. European Malignant Hyperthermia Group. Consensus guidelines on perioperative management of malignant hyperthermia suspected or susceptible patients from the European Malignant Hyperthermia Group[J]. Br J Anaesth. 2021，126(1)：120−130.

[4] 中华医学会麻醉学分会骨科麻醉学组. 中国防治恶性高热专家共识[J]. 中华医学杂志，2018，98(38)：3052−3059.

[5] Hopkins PM，Rüffer H，Snoeck MM，et al. European Malignant Hyperthermia Group guidelines for investigation of malignant hyperthermia susceptibility[J]. Br J Anaesth，2015，115(4)：531−539.

[6] 陈晓光，郝建华. 脊柱侧弯矫形术中并发恶性高热救治成功1例[J]. 中华麻醉学杂志，2012，32(3)：384.

[7] Hara Y，Hosoya Y，Deguchi R，et al. A case of malignant hyperthermia that was difficult to be differentiated from oral antipsychotic polypharmacy-associated neuroleptic malignant syndrome[J]. JA Clin Rep. 2016，2(1)：8.

第25章 并发症——术后失明

术后失明（postoperative visual loss，POVL）是一种罕见但后果严重的术后并发症，常常发生于俯卧位脊柱手术后，许多因素，如大失血、眼球受压、俯卧位、术前合并症等，都与该并发症有关。

一、临床概况

术后失明常常发生于脊柱侧弯矫正术和经后路腰椎融合术的患者。可发生于单眼或双眼，临床表现为视力减退、视野缺损，甚至完全失明。根据致盲方式的不同，将术后失明分为3类：缺血性视神经病变（ischemic optic neuropathy，ION）、视网膜缺血（retinal ischemia，RI）、皮质盲（cortical blindness，CB）。根据ASA术后失明的登记，脊柱手术术后失明的最常见原因为缺血性视神经病变。

二、术后失明可能致病因素

（一）缺血性视神经病变

缺血性视神经病变是因供应视盘的血管发生缺血性病变，致使视盘局部供血不足所致。临床表现为无痛性视力下降、视野缺损、偏盲甚至完全失明（图25-1）。导致缺血性视神经病变的常见因素包括：

（1）头颈部静脉回流障碍：眼的灌注压取决于血压和眼内压（introcular pressure，IOP）。长时间俯卧位手术是导致缺血性视神经病变的高危因素，因为俯卧位导致腹内压和胸内压增大，引起CVP增加，头颈部静脉回流障碍，导致巩膜静脉的压力增大，眼内压增加，从而使眼灌注压降低，影响视神经的血供。

（2）大失血：大量失血导致血容量不足，不仅引起心排血量减少，血压降低，眼灌注不足，而且引起血色素降低，血氧含量下降，这两者都可以导致视神经出现缺血/缺氧性损伤。此外大量失血激活交感缩血管神经，以及血管活性药物的使用，均可引起眼部小血管收缩，导致视神经缺血；

（3）全身性因素：患者术前合并症，如冠状动脉粥样硬化性心脏病、高血压、糖尿病、外周血管疾病、贫血等与缺血性视神经病变的发生相关。

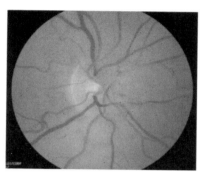

图 25-1　性缺血性视神经病变的眼底检查显示水肿导致视盘边缘模糊

（二）视网膜缺血

视网膜中央动脉阻塞（central retinal artery occlusion，CRAO）常引起整个视网膜缺血性损伤，导致患眼视力完全丧失，且难以恢复。俯卧位脊柱手术后视网膜中央动脉阻塞临床表现为，单眼无痛性视力丧失，常常伴有眼肌麻痹、角膜擦伤和眼周软组织的损伤。最常见的原因为患者头部位置不当和外力压迫眼球。外力压迫眼球可造成视网膜中央动脉及其分支血流中断，发生视网膜缺血。有一些因素使患者眼球容易受压，如面部解剖结构的改变、成骨不全症和突眼等。部分患者没有眼球受压的临床表现，则可能是由于血液高凝状态导致的视网膜血管栓塞或血栓形成，从而影响了视网膜的血供。

（三）皮质盲

皮质盲是指位于大脑枕叶皮质的视觉中枢受到损害引起的视力丧失，常常由于栓塞或大脑低灌注压所致。临床表现为视力下降，常常伴有其他神经系统症状，如共济失调、恶心等，预后好于缺血性视神经病变和视网膜中央动脉阻塞。年龄小、术前合并缺铁性贫血、脊柱融合节段大于8个为其危险因素。

三、术后失明的治疗及预防

目前术后失明的治疗手段非常有限，可通过以下措施预防：①对于俯卧位脊柱手术发生术后失明高风险的患者制定一个评估表，包括预计手术时间和出血量，告知高危患者有发生术后失明的风险；②对复杂脊柱手术分阶段进行，缩短单次手术时间；③患者头部应高于心脏水平，且保持中立位，避免眼球直接受压（图25-2）；④术中对高危患者进行有创动脉穿刺和CVP监测，以维持术中循环稳定和指导补液；⑤对于大失血的患者，补充血容量时应该胶体和晶体联合使用；⑥如果怀疑发生了术后失明，可以尝试提高血色素值、维持血流动力学稳定、保证全身氧合状态；⑦对高风险的患者，术后及时评估视力，必要时请眼科医师会诊。

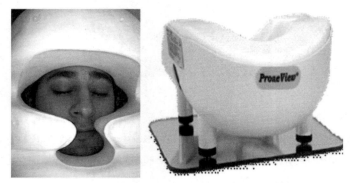

图25-2　俯卧位状态下避免眼球压迫的头部保护装置

术后失明是一个罕见但灾难性的并发症，手术医师、麻醉医师以及相关专业的护士应该了解该并发症的危险因素，提前对患者进行评估，制定手术方案，预防该并发症的发生。

拓展阅读

[1] 李柱海，曾建成. 俯卧位脊柱手术后患者失明的研究进展 [J]. 中国脊柱脊髓志，2014，（2）：179-182.

[2] Nickels TJ，Manlapaz MR，Farag E. Perioperative visual loss after spine surgery[J]. World J Orthop. 2014，5（2）：100-106.

[3] Epstein NE. How to avoid perioperative visual loss following prone spinal surgery[J]. Surg Neurol Int. 2016. May 17；7（13）：328-330.

[4] 古玲玲，陈峰. 俯卧位脊柱手术后失明的研究进展 [J]. 国际麻醉学与复苏杂志，2017，38（7）：620-624.

[5] Kamel I，Barnette R. Positioning patients for spine surgery：Avoiding uncommon position-related complications[J]. World J Orthop. 2014. Sep 18；5（4）：425-43.